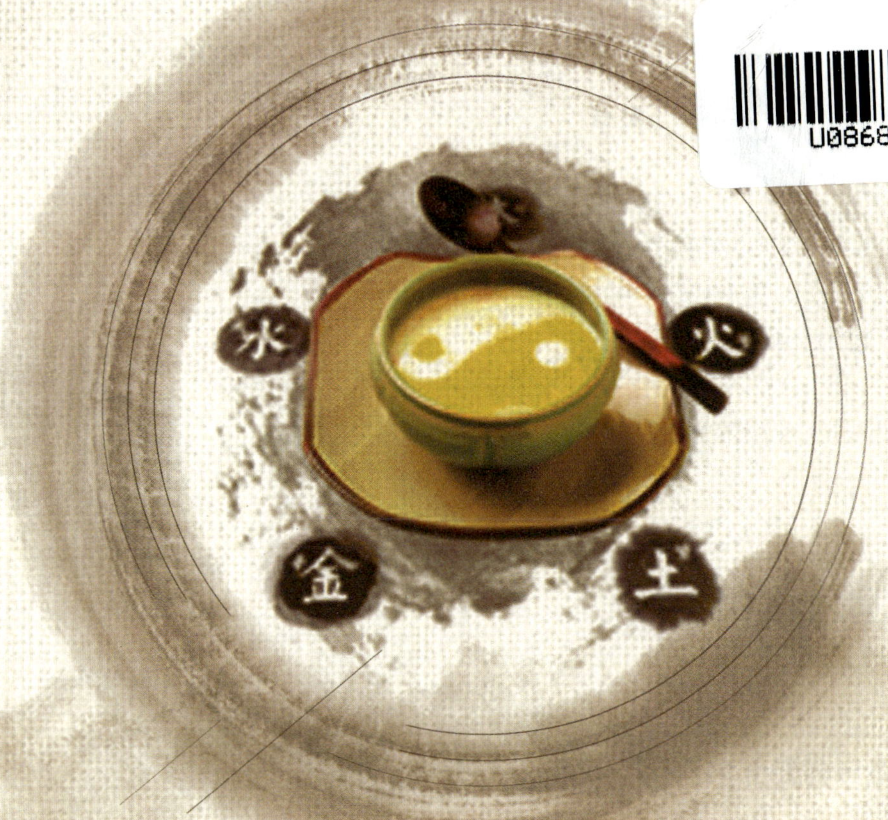

图解黄帝内经

五运六气

林川 编著

中医古籍出版社
Publishing House of Ancient Chinese Medical Books

图书在版编目（CIP）数据

图解黄帝内经五运六气 / 林川编著. -- 北京：中医古籍出版社，2024.6. -- ISBN 978-7-5152-2848-8

Ⅰ. R221-64

中国版本图书馆CIP数据核字第2024XM3658号

图解黄帝内经五运六气

林　川　编　著

责任编辑	李　洪
封面设计	王青宜
出版发行	中医古籍出版社
社　　址	北京市东城区东直门内南小街 16 号（100700）
电　　话	010-64089446（总编室）010-64002949（发行部）
网　　址	www.zhongyiguji.com.cn
印　　刷	水印书香（唐山）印刷有限公司
开　　本	710mm × 1000mm　1/16
印　　张	14.5
字　　数	224 千字
版　　次	2024 年 6 月第 1 版　2024 年 6 月第 1 次印刷
书　　号	ISBN 978-7-5152-2848-8
定　　价	68.00 元

前言

QIAN YAN

五运六气是由五运和六气两部分组成。运指运行，五运指木、火、土、金、水的运行，是地球以外，太阳系的行星运行规律对气候的影响。气指六气，六气指厥阴风木、少阴君火、少阳相火、太阴湿土、阳明燥金、太阳寒水，是形成气候变化的空气形态因素。运气学说的基本内容是在中医整体观念的指导下，以阴阳五行学说为基础，运用天干地支等符号作为演绎工具，来推论气候变化规律及其对人体健康和疾病的影响。在现存中医书籍中最先论述运气学说的见于《黄帝内经·素问》的《天元纪大论》《五运行大论》《六微旨大论》《气交变大论》《五常政大论》《六元正纪大论》《至真要大论》七篇。它如《六节脏象论》，《黄帝内经·素问遗篇》的《刺法论》《本病论》等也有论述。运气学说涉及天文、地理、历法、医学等各方面的知识，被历代医家运用于临床并在实践中得到充实和提高，促进了中医经典理论的临床运用，推动了中医学发展。

研究五运六气理论，对于研究古代自然科学成就，揭示中医学理论体系中包括五运六气周期节律在内的各周期节律的自然科学背景，以及顺应自然、阴阳、天地各周期节律指导临床防病治病均具有重要意义。为了更好地呈现运气学说，本书所引《黄帝内经·素问》七篇大论以人民卫生出版社《黄帝内经·素问》1963年6月第1版为蓝本，并参考相关文献勘校注释编写而成。在“注释”时，参考各家，力求易懂、浅显、精要，尽量避免个人注解引误后人。书中“译文”在段落、句型、标点诸方面尽量与原文相一致，在意译上，力求准确，究根求源，在“懂”字上努力探求，使这一文辞古奥、年代久远的中医学经典理论跨越历史条件的限制，发挥新的作用。为使其眉目清晰，本书结合生命科学、养生理论和中国传统文化，对其中或隐或现的思想采用图表的形式进行了表达解读，以期为读者呈现出贯穿古今、各家兼顾、全面详实的五运六气理论注释解读，为学习五运六气理论提供参考，促进传统中医理论的推广与发展。

需要指出的是，由于作者水平有限，书中难免存在不足，敬请广大读者批评指正！

编者

目　录

MU LU

五运行大论

天元纪大论

六微旨大论

气交变大论

五常政大论

六元正纪大论

至真要大论

五运行大论

导读：本篇主要论述五运六气对自然万物的生化所产生的影响，重点阐述对人类的影响。运气学说的创立是以自然规律为依据，天地运行的动静规律会在人的脉象上表现出来。根据运气与时令的变化，可以判断疾病的变化是好转还是恶化。

运气学说的创立

【原文】

黄帝坐明堂，始正天纲[①]，临观八极，考建五常[②]，请天师而问之曰：论言天地之动静，神明为之纪，阴阳之升降，寒暑彰其兆。余闻五运之数于夫子，夫子之所言，正五气之各主岁尔，首甲定运，余因论之。鬼臾区[③]曰：土主甲己，金主乙庚，水主丙辛，木主丁壬，火主戊癸。子午之上，少阴主之；丑未之上，太阴主之；寅申之上，少阳主之；卯酉之上，阳明主之；辰戌之上，太阳主之；巳亥之上，厥阴主之。不合阴阳，其故何也？

岐伯曰：是明道也，此天地之阴阳也。夫数之可数者，人中之阴阳也，然所合，数之可得者也。夫阴阳者，数之可十，推之可百，数之可千，推之可万。天地阴阳者，不以数推，以象之谓也。

帝曰：愿闻其所始也。岐伯曰：昭乎哉问也！臣览《太始天元册》文，丹天之气经于牛女戊分，黅天之气经于心尾己分，苍天之气经于危室柳鬼，素天之气经于亢氐昴毕，玄天之气经于张翼娄胃。所谓戊己分者，奎壁角轸，则天地之门户[④]也。夫候之所始，道之所生，不可不通也。

【注释】

①天纲：天的纲维；帝位之统系，王朝之世系。

②五常：指五行，即木、火、土、金、水，在中医学中的应用称其为五行学说，为中医基础理论之一。

③鬼臾区：又作鬼容区，号大鸿。传说上古医家，黄帝臣，曾佐黄帝发明五行，详论脉经，于难经究尽其义理，以为经论。

④天地之门户：张介宾："予尝考周天七政躔度，则春分二月中，日躔壁初，以次而南，三月入奎娄，四月入胃昴毕，五月入觜参，六月入井

鬼，七月入柳星张；秋分八月中，日躔翼末，以交于轸，循次而北，九月入角亢，十月入氐房心，十一月入尾箕，十二月入斗牛，正月入女虚危，至二月复交于春分而入奎壁矣。是日之长也，时之暖也，万物之发生也，皆从奎壁始；日之短也，时之寒也，万物之收藏也，皆从角轸始。故曰春分司启，秋分司闭。夫既司启闭，要非门户而何？然自奎壁而南，日就阳道，故曰天门；角轸而北，日就阴道，故曰地户。”

【译文】

黄帝坐在明堂里，开始厘正天之纲纪，面对八方目极之所在考校建立阴阳五行运行的常理。向天师岐伯请问道：在以前的医论中曾经言道，天地的动静，是以自然界中变化莫测的物象为纲纪；阴阳升降，是以寒暑的更换，

客主加临

客主加临：运气术语。指每年轮值的客气加在固定的主气上，推测气候及疾病变化。方法是以司天客气加临于主气的第三气（三之气）上，其宗五气，自然以次相加，相加后，如客主之气相生，或客主同气，便为相得；如客主之气相克，而又以主气克客气者为不相得，客气克主气者仍为相得。

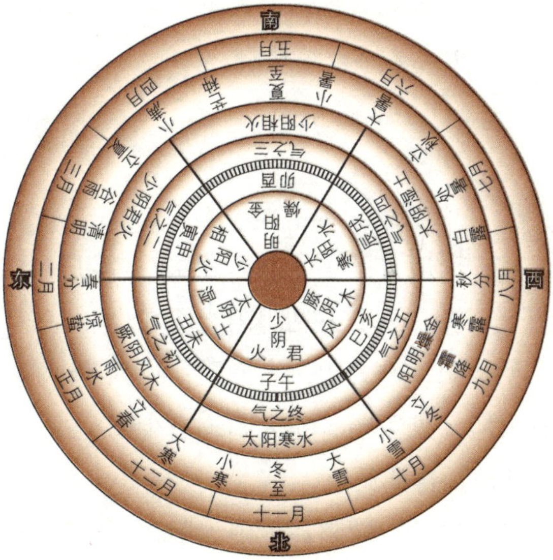

▬ 为可以转动的部分

显示它的征兆。我也听先生讲过五运的规律，先生所讲的仅是五运之气各主一岁。关于六十甲子，从甲年开始定运的问题，我又与鬼臾区进一步讨论，鬼臾区说：土运主甲己年，金运主乙庚年，水运主丙辛年，木运主丁壬年，火运主戊癸年。子午年是少阴司天，丑未年是太阴司天，寅申年是少阴司天，卯酉年是阳明司天，辰戌年是太阳司天，巳亥年是厥阴司天。这些。与以前所论的阴阳不怎么符合，是什么道理呢？

岐伯回答说：鬼臾区阐明的是通常的道理，这里指的是天地运气的阴阳变化。关于阴阳之数，可以数的，是人身中的阴阳，所以相符合的是可以数得出的阴阳之数。至于阴阳的变化，若进一步推演之，可以从十而至百，由千而及万，所以天地的变化，不能用数字去类推，只能从自然万象的变化中去推求。

黄帝说：我想听听运气学说是怎样创始的。岐伯回答说：您提这个问题很高明的啊！我曾看到《太始天元册》文中记载：天空中出现红色的云气，横布在牛、女二宿与西北方的戊位；黄色云气，横布在心、尾二宿与东南方的己位；青色云气，横布在危、室二宿与柳、鬼二宿之间；白色云气，横布在亢、氐二宿与昴、毕二宿之间；黑色云气，横布在张、翼二宿与娄、胃二宿之间。而戊分和己分，分别正对着奎、壁二宿和角、轸二宿，可以被称为天地阴阳的门户。这就是五色云气横布天空的理论，是推演气候的开始，是自然规律的基本知识，因此不可以不通晓。

【原文】

帝曰：善。论言，天地者万物之上下，左右者阴阳之道路，未知其所谓也。岐伯曰：所谓上下者，岁上下见阴阳之所在也。左右者，诸上见厥阴，左少阴，右太阳；见少阴，左太阴，右厥阴；见太阴，左少阳，右少阴；见少阳，左阳明，右太阴；见阳明，左太阳，右少阳；见太阳，左厥阴，右阳明。所谓面北而命其位，言其见也。

帝曰：何谓下？岐伯曰：厥阴在上则少阳在下，左阳明，右太阴；少阴在上则阳明在下，左太阳，右少阳；太阴在上则太阳在下，左厥阴，右阳明；

少阳在上则厥阴在下，左少阴，右太阳；阳明在上则少阴在下，左太阴，右厥阴；太阳在上则太阴在下，左少阳，右少阴。所谓面南而命其位，言其见也。

【译文】

黄帝说：好。在《天元纪大论》中曾说：天地是万物的上下，左右是阴阳的道路，不知道是什么意思？岐伯回答说：这里所说的“上下”，指的是从该年的司天、在泉，以见阴阳所在的位置。所说的“左右”，指的是司天的左右间气。凡是厥阴司天，左间是少阴，右间是太阳；少阴司天，左间是太阴，右间是厥阴；太阴司天，左间是少阳，右间是少阴；少阳司天，左间是阳明，右间是太阴；阳明司天，左间是太阳，右间是少阳；太阳司天，左间是厥阴，右间是阳明。这里说的左右，是面向北方所见的位置。

黄帝说：什么叫在泉？岐伯回答说：厥阴司天，则少阳在泉，在泉的左间是阳明，右间是太阴；少阴司天则阳明在泉，在泉的左间是太阳，右间是少阳；太阴司天则太阳在泉，在泉的左间是厥阴，右间是阳明；少阳司天则厥阴在泉，在泉的左间是少阴，右间是太阳；阳明司天则少阴在泉，在泉的左间是太阴，右间是厥阴；太阳司天则太阴在泉，在泉的左间是少阳，右间是少阴。这里所说的左右是面向南方所见的位置。

【原文】

上下相遘①，寒暑相临，气相得则和，不相得则病。帝曰：气相得而病者何也？岐伯曰：以下临上，不当位②也。

【注释】

①相遘：互相交合。

②不当位：不和谐。

【译文】

天地运动，司天、在泉之气互相交流，寒暑更易，天地之气相合则气令调和，人体健康，不相合则气令不调，人易生病。黄帝说：若客主之气相得而生病是什么原因呢？岐伯回答说：气相得指的客气生主气，若主气生客气，是上下颠倒，以下临上，属不当其位，所以也要生病。

天地之气的运行规律

【原文】

帝曰：动静何如？岐伯曰：上者右行，下者左行，左右周天[①]，余而复会也。

帝曰：余闻鬼臾区曰：应地者静。今夫子乃言下者左行，不知其所谓也，愿闻何以生之乎？岐伯曰：天地动静，五行迁复，虽鬼臾区其上候而已，犹不能遍明。夫变化之用，天垂象，地成形，七曜[②]纬虚，五行丽地。地者，所以载生成之形类也。虚者，所以列应天之精气也。形精之动，犹根本之与枝叶也，仰观其象，虽远可知也。

【注释】

①周天：地球公转一周的过程，天气右行，地气左行，以日月新星二十八宿为参照物，历经一岁约三百六十五天多一点，把每天分为1°，一岁为365.25°，完成一周天。

②七曜：又称七政、七纬、七耀，中国古代对日（太阳）、月（太阴）与金（太白）、木（岁星）、水（辰星）、火（荧惑）、土（填星、镇星）七大行星的一种总称。

【译文】

黄帝说：天地运行的动、静有什么规律吗？岐伯回答说：天在上，自东而西是向右运行；地在下，自东而西是向左运行。左行和右行，当一年的时间，经周天三百六十五度及其余数四分之一度，而复会于原来的位置。

黄帝说：我听到鬼臾区说：应地之气是静止而不动的。现在先生乃说："地气向左运行"，不明白你的意思，我想听听是什么道理呢？岐伯回答说：天地的运动和静止，五行的递迁和往复，鬼臾区虽然知道了天的运行情况，但是没有全面的了解。关于天地变化的相互作用，天显示的是日月二十八宿等星象，地形成了有形的物质。日月五星围绕在苍穹之中，五行附着在大地之上。所以，大地承载各类有形的物质。苍穹布列日月五星的精气。地之形质与天之精气的运动，就像树根之本和枝叶的关系。虽然距离很远，但通过对形象的观察，仍然可以晓得他们的情况。

【原文】

帝曰：地之为下否乎？岐伯曰：地为人之下，太虚之中者也。

帝曰：凭乎？岐伯曰：大气举之也。燥以干之，暑以蒸之，风以动之，湿以润之，寒以坚之，火以温之。故风寒在下，燥热在上，湿气在中，火游行其间，寒暑六入，故令虚而生化也。故燥胜则地干，暑胜则地热，风胜则地动，湿胜则地泥，寒胜则地裂，火胜则地固矣。

【译文】

黄帝说：大地是不是在苍穹的下面呢？岐伯回答说：应该说大地是在人的下面，在苍穹的中间。

黄帝说：它在苍穹中间依靠的是什么呢？岐伯回答说：是空间的大气把它举起来的。燥气使它干燥，暑气使它蒸发，风气使它动荡，湿气使它滋润，寒气使它坚实，火气使它温暖。所以风寒在于下，燥热在于上，湿气在于中，火气游行于中间，一年之内，风寒暑湿燥火六气下临于大地，由于他感受了六气的影响而才化生为万物。所以，燥气太过地就干燥，暑气太过地就炽热，风气太过地就动荡，湿气太过地就泥泞，寒气太过地就坼裂，火气太过地就坚固。

【原文】

帝曰：天地之气，何以候之？岐伯曰：天地之气，胜复之作，不形于诊也。《脉法》曰：天地之变，无以脉诊，此之谓也。

帝曰：间气何如？岐伯曰：随气所在，期于左右①。

帝曰：期之奈何？岐伯曰：从其气则和，违其气则病，不当其位②者病，迭移其位③者病，失守其位者危，尺寸反④者死，阴阳交⑤者死。先立其年，以知其气，左右应见，然后乃可以言死生之逆顺。

【注释】

①左右：指间气在司天、在泉之左右。这里指左右手。

②不当其位：指司天、在泉、间气不在所在的位置发挥作用。

③迭移其位：迭，更也。指司天、在泉、间气改变了所在的位置。

④尺寸反：尺脉、寸脉逆乱。

⑤阴阳交：交，合也。阴脉、阳脉混乱不清。

【译文】

黄帝说：司天在泉之气，对人的影响，从脉上怎样观察呢？岐伯回答说：司天在泉之气，胜气和复气的发作，不表现于脉搏上。《脉法》上说：司天在泉之气的变化，不能根据脉象进行诊察。就是这个意思。

黄帝说：间气的反应怎样呢？岐伯回答说：可以随着每年间气应于左右手的脉搏去测知。

黄帝说：怎样测知呢？岐伯回答说：脉象的变化与间气的变化是相应的，就表明平和正常。脉象的变化与间气的变化相违背，就表明会产生疾病。脉象变化不在自己相应的位置上的就会生病，左右脉象互移其位，就会生病。脉象上出现相克表现的，就表示病情危重。尺部与寸部的脉象相反的，患者就会死亡。是左右手阴阳互相交见的，也会死亡。在诊断脉象时，应首先确立一年司天、在泉之气，以测知岁气与脉象相应的正常情况，继而才可以推测人的生死和病情的逆顺。

司天、在泉、左右间气

左右间气、司天、在泉是值年客气在这一年中主事的统称。司天在泉加上左右间气，共为六气。图中心标注了左右间气、司天、在泉，六气分作六步来推移。值年客气逐年推移，因此，司天在泉四间气也，每年不同。

主管每年上半年的客气称为司天之气

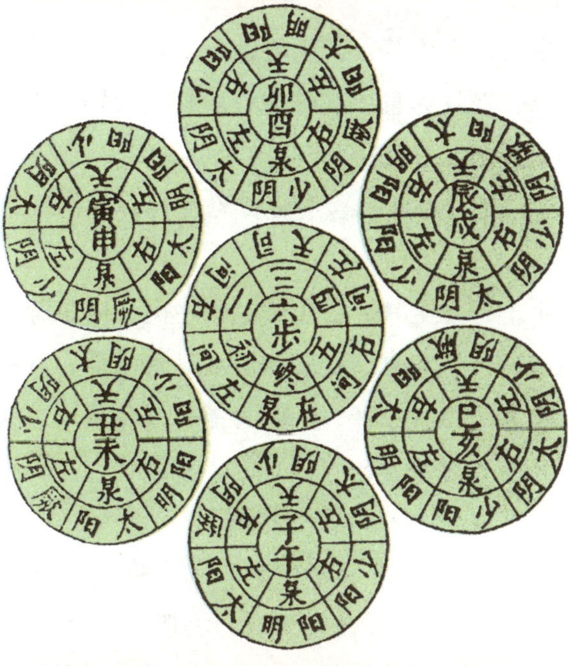

主管每年下半年的客气称为在泉之气

六气变化与万物的生成

【原文】

帝曰：寒暑燥湿风火，在人合之奈何？其于万物何以生化？

岐伯曰：东方生风，风生木，木生酸，酸生肝，肝生筋，筋生心。其在天为玄，在人为道，在地为化。化生五味，道生智，玄生神，化生气。神在天为风，在地为木，在体为筋，在气为柔，在脏为肝。其性为暄，其德为和，其用为动，其色为苍，其化为荣，其虫毛，其政为散，其令宣发，其变摧拉，其眚[1]为陨，其味为酸，其志为怒。怒伤肝，悲胜怒；风伤肝，燥胜风；酸伤筋，辛胜酸。

南方生热，热生火，火生苦，苦生心，心生血，血生脾。其在天为热，在地为火，在体为脉，在气为息，在脏为心。其性为暑，其德为显，其用为燥，其色为赤，其化为茂，其虫羽，其政为明，其令郁蒸，其变炎烁，其眚燔焫[2]，其味为苦，其志为喜。喜伤心，恐胜喜；热伤气，寒胜热；苦伤气，咸胜苦。

中央生湿，湿生土，土生甘，甘生脾，脾生肉，肉生肺。其在天为湿，在地为土，在体为肉，在气为充，在脏为脾。其性静兼，其德为濡，其用为化，其色为黄，其化为盈，其虫倮，其政为谧，其令云雨，其变动注，其眚淫溃，其味为甘，其志为思。思伤脾，怒胜思；湿伤肉，风胜湿；甘伤脾，酸胜甘。

西方生燥，燥生金，金生辛，辛生肺，肺生皮毛，皮毛生肾。其在天为燥，在地为金，在体为皮毛，在气为成，在脏为肺。其性为凉，其德为清，其用为固，其色为白，其化为敛，其虫介，其政为劲，其令雾露，其变肃杀，其眚苍落，其味为辛，其志为忧。忧伤肺，喜胜忧；热伤皮毛，寒胜热；辛伤皮毛，苦胜辛。

北方生寒，寒生水，水生咸，咸生肾，肾生骨髓，髓生肝。其在天为寒，在地为水，在体为骨，在气为坚，在脏为肾。其性为凛，其德为寒，其用为藏，其色为黑，其化为肃，其虫鳞，其政为静，其令霰雪，其变凝冽，其眚冰雹，其味为咸，其志为恐。恐伤肾，思胜恐；寒伤血，燥胜寒；咸伤血，甘胜咸。

【注释】

①眚：眚(shěng)，灾异。

②燔焫：燃烧。

五气对人的影响

自然界中的风、热、湿、燥、寒五气依次交替主时。气的来临，如果与时令之气相一致，则为正气；与时令之气不一致，则为邪气。五气对人的影响如图所示。五气对疾病变化的影响是：如果来气与时令之气相一致的，则病轻微；来气与时令之气不相合的，则病严重。

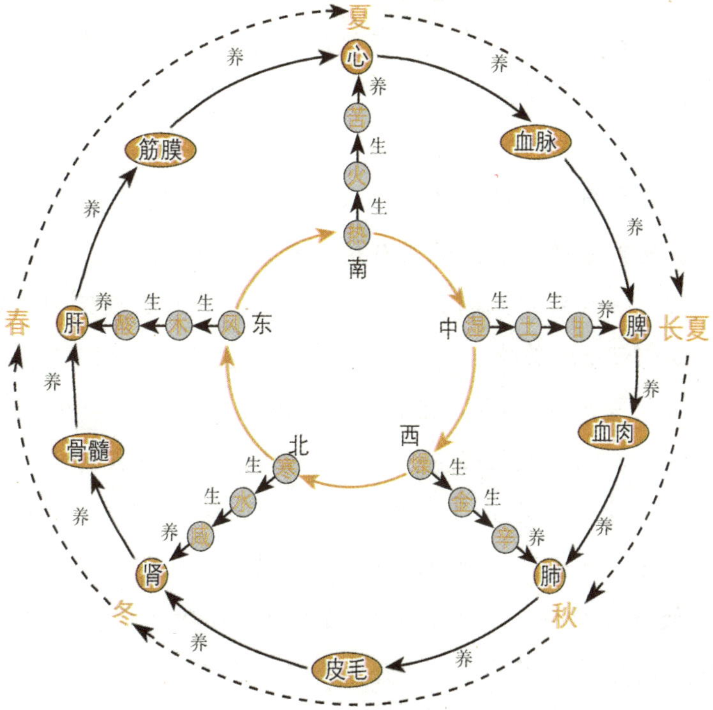

五气对人的影响

【译文】

黄帝说：寒、暑、燥、湿、风、火六气，与人体是怎样应和的呢？对于万物的生化，又有什么关系呢？

岐伯回答说：东方（应春而）生风，春风能使木类生长，木气生酸味，酸味养肝气。筋为肝所主，酸能养筋，肝藏血又能滋养心脏。六气的变化，在天空为玄远，在人体为道化，在地为生化。生化而成五味，道化生智慧，玄远生神奇，变化产生物质。神明在天为风气，在地为木气，在人体为筋，风木之气可使万物柔和，其在内脏为五脏中的肝。风木之气性质温暖，德性属于平和，功能特点为主动，颜色为苍青，变化结果是使万物繁荣。和风木之气相对应的动物为毛虫，作用是升散，所主的时令气候特点是宣发。异常变动会摧折自然界万物，所产生的灾害可以使草木折损败坏。春天以酸味为养，人的情志易怒。过怒会伤肝脏，但悲伤可以克制。风气太过会伤肝脏，燥金能克制风气。酸味太过会伤筋，辛味可克制酸味。

南方（应夏而）生热，热盛则生火，火气能生苦味，苦味入心，滋养心脏，心能生血，血脉可滋养脾脏。在天为六气中的热气，在地为五行中的火气，在人体为脉，在气应在阳气生长，在脏应在心。火热之气性质为暑热，德性属于光华显明，功能特点为躁动，颜色为红色，变化结果是使自然界万物繁茂。和火热之气对应的动物为羽虫，作用是光明普照，所主的时令气候特点为蒸腾。所产生的灾害是热灼焚烧。夏天以苦味为养，人的情志易喜。过喜会伤心脏，惊恐可以克制。大热会耗损正气，寒水能克制大热。苦味太过会伤气，咸味可中和苦味。

中央（应长夏而）生湿，湿能助长滋养万物，土气能生甜味，甜味可滋养脾脏，脾能使肌肉生长旺盛，肌肉可滋养肺脏。在天为六气中的湿气，在地为五行中的土气，在人体为肉，湿气可使自然界万物充实，在脏应于脾。属性为沉静、兼容，品德为濡润，功能特点为化生万物，颜色为黄色，变化结果是使万物盈满。和湿土之气相对应的动物为倮虫，作用是安静，所主的时令气候特点是布云施雨。异常变动为久雨不停，所产生的灾害为暴雨土崩而洪水泛滥。长夏以甜为养，人的情志易思。过思会伤脾脏，大怒可以克制。湿气太过会伤肌肉，风木能克制。甜味太过会伤脾脏，酸味能中和甜味。

西方（应秋而）生燥，燥能生金，金气能生辛味，辛味能滋养肺脏，肺气能滋养皮肤和须发，肺气又可滋养肾水。在天为六气中的燥气，在地为五行中的金气，在人体为皮毛，燥金之气可使自然界万物收成，其在脏应于肺。属性为凉爽，品德为清静，功能特点为坚固，颜色为白色，生化为收敛。相对应的虫为介虫，作用为刚强迅疾，所主的时令多雾露。异常变动是使自然界万物收敛，所产生的灾害为草木苍老凋零。秋天以辛为养，人的情志易忧。过忧会伤肺，喜可以克制。燥气太过会伤皮肤和须发，湿土能可以克制。辛味太过会伤皮肤和须发，苦味能中和辛味。

北方（应冬而）生寒，寒能生水，水能生咸味，咸味能滋养肾脏，肾脏生骨髓，骨髓滋养肝脏。在天为六气中的寒气，在地为五行中的水气，在人体为骨骼，寒水之气可使自然界万物坚凝，其在脏应于肾。属性为凛寒，品德为寒凉，功能特点为闭藏，颜色为黑色，变化结果是使自然界万物肃静。和寒水之气相对应的动物为鳞虫，作用是清冷，所主的时令气候特点为寒凝。寒水之气的异常变动是寒甚冰冻，所产生的灾害为冰雹逆时而降。冬天以咸为养，人情志易恐惧。恐惧会伤肾脏，思可以克制。寒气太过会伤血脉，燥火能克制。咸味太过会伤血脉，甜味能中和咸味。

【原文】

五气[1]更立，各有所先，非其位则邪，当其位则正。

帝曰：病生之变何如？岐伯曰：气相得则微，不相得则甚。

【注释】

①五气：五运之气。

【译文】

上面所述的五气，依次交替主时，各自主管时令的变化并遵循一定的规律。气的来临，与时令之气不相符合则为邪气，与时令之气相一致即为正气。

黄帝说：邪气致病所发生的变化是怎样的呢？岐伯回答说：客气与主时之方位相合，则病情轻微；客气与主时之方位不相合，则病情严重。

【原文】

帝曰：主岁何如？岐伯曰：气有余，则制己所胜而侮所不胜；其不及，则己所不胜侮而乘之，己所胜轻而侮之。侮反受邪，侮而受邪，寡于畏也。帝曰：善。

【译文】

黄帝说：五气主岁是怎样的呢？岐伯回答说：凡气有余，则能克制自己能克制的气，而又能欺侮克制自己的气。气不足，则克制自己的气趁其不足而来欺侮，自己所能克制的气也轻蔑地欺侮自己。但是，欺侮别行之气的，也往往会受到邪气的侵害，这是由于它无所畏忌，而削弱了自身的防御能力所造成的。黄帝说：好。

天元纪大论

导读：本篇论述五运六气学说的一些基本法则，并指出五运六气与四时气候变化、万物生长、衰老、死灭的关系。

五运与三阴三阳的关系

【原文】

黄帝问曰：天有五行御[①]五位，以生寒暑燥湿风，人有五脏化五气，以生喜怒思忧恐，论言五运相袭而皆治之，终期之日，周而复始，余已知之矣，愿闻其与三阴三阳之候，奈何合之？

鬼臾区稽首再拜对曰：昭乎哉问也！夫五运阴阳者，天地之道[②]也，万物之纲纪[③]，变化之父母，生杀之本始，神明之府也，可不通乎！故物生谓之化，物极谓之变，阴阳不测谓之神[④]，神用无方谓之圣[⑤]。

【注释】

①御：统御。

②道：规律。

③纲纪：法则。

④阴阳不测谓之神：指自然界阴阳变化及其复杂性，难以全面掌握，称为神。

⑤神用无方谓之圣：能够灵活运用神妙莫测的阴阳变化规律，没有约束者，称为圣人。

【译文】

黄帝说：天有木、火、土、金、水五行，统御地下东、西、南、北、中五个方位，因而产生了寒、暑、燥、湿、风等五时之气。人有心、肝、脾、肺、肾五脏，其化生为五脏之气，从而产生了喜、怒、思、忧、恐等情感活动。《六节藏象论》中所说，五运之气递相承袭，分别主管着一定的时令，一年为一个周期，一年过去又重新开始，这些内容我已经知道了，还想听您讲讲五运与三阴、三阳的关系呢?

鬼臾区叩头跪拜后回答说：您问得真高明啊！五运的运转和阴阳的对立统一是天地间的普遍规律，是自然万物的总纲，是事物变化的基础和事物生杀的根本，是事物发生神奇变化的发源地，怎么能不掌握这些道理呢？所以，把万物的发生、成长称为“化”，把事物生长，发展到极点称为“变”，把阴阳变化不可猜测称为“神”，把灵活运用神妙莫测的阴阳变化规律而没有约束者称为“圣”。

【原文】

夫变化之为用也，在天为玄，在人为道，在地为化，化生五味，道生智，玄生神。神在天为风，在地为木；在天为热，在地为火；在天为湿，在地为土；在天为燥，在地为金；在天为寒，在地为水。故在天为气，在地成形，形气相感，而化生万物矣。

然天地者，万物之上下也；左右者，阴阳之道路也；水火者，阴阳之征兆也；金木者，生长之终始也。气有多少，形有盛衰，上下相召①而损益彰矣。

【注释】

①上下相召：上，指天；下，指地。意思是天地之气相互感应。

【译文】

自然界阴阳变化的作用，在天表现为玄妙深远无穷，在人表现为道化，在地表现为万物的生化，物质的生化产生五味，规律产生才智，深远产生神明。神明的作用，在天为风，在地为木；在天为热，在地为火；在天为湿，在地为土；在天为燥，在地为金；在天为寒，在地为水。总的说来，在天为风、热、湿、燥、寒无形的五气，在地则成为木、火、土、金、水有形的五行。气与行相互感应，便产生了世间万物。

这样看来，天覆于上，地载于下，天地是自然万物的生存空间；阳升于左，阴降于右，左右是阴阳升降的道路；水属阴，火属阳，水、火是阴阳的征象；万物生发于春属木，成实于秋属金，金、木是万物产生和终结的时限。气有多有少，形有盛有衰，气与形上下感召，就会显现出不足和有余的种种迹象。

五运主管四时

【原文】

帝曰：愿闻五运之主时也何如？鬼臾区曰：五气运行，各终期日，非独主时也。

帝曰：闻其所谓也。鬼臾区曰：臣稽考《太始天元册》文曰：太虚[1]寥廓，肇基[2]化元，万物资始，五运终天，布气真灵，揔统坤元，九星悬朗，七曜周旋，曰阴曰阳，曰柔曰刚，幽显[3]既位，寒暑弛张，生生化化，品物咸章。臣斯十世，此之谓也。

【注释】

①太虚：指太空、天空。

②肇基：肇：始也；基：根本。

③幽显：同幽明。

【译文】

黄帝说：我很想听您谈谈五运是如何主管四时的？鬼臾区说：五行之

气的运行，每一行各主一年三百六十五天，而并不是只主一年当中的某一时令。

黄帝说：请问这其中蕴含的道理。鬼臾区说：我长期研究《太始天元册》这本古书，上有记载：空旷无边的太空，是物质化生的基础和本源，是万物生成的开始，五运统领着每一年，布达天元真灵之气，统管万物生长的根源。九星悬照于天空，七星按周天之度旋转，于是天道产生了阴阳的变化。天地有刚柔的区别，昼夜有幽暗与明朗的交替，四时有寒暑交替的次序，这样生化不息，自然万物就都明显地表现出来了。我家祖传十代人，所研究的就是我所说的这些。

五运主管四时

运气学说是《内经》中的重要学说。五运即五行木、火、土、金、水，分别对应初运、二运、三运、四运、终运。五运之气的运行，导致了一年四季的形成。也可以大运来代表全年的总体态势（即用一行代表一年），推测该年的气候、物候等的变化趋势。

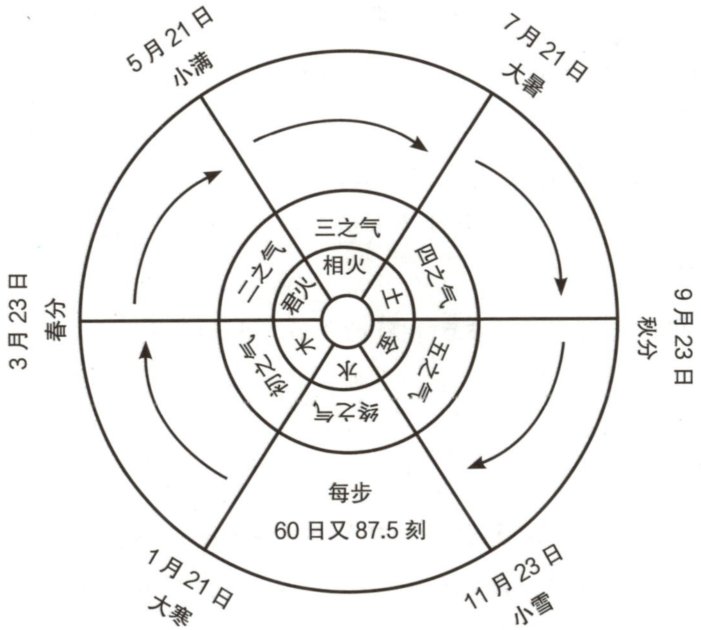

气的盛衰规律

【原文】

帝曰：善。何谓气有多少，形有盛衰？鬼臾区曰：阴阳之气各有多少，故曰三阴三阳也。形有盛衰，谓五行之治，各有太过不及[①]也。

故其始也，有余而往，不足随之，不足而往，有余从之，知迎知随，气可与期。

应天为天符，承岁为岁直，三合[②]为治。

【注释】

①太过不及：太过，即运气盛而有余；不及，即运气衰而不足。甲、丙、戊、庚、壬为五阳干。凡阳干之年，均属运气有余，为太过；乙、丁、己、辛、癸为五阴干。凡阴干之年，均属运气不足，为不及。如，甲己同为土运，凡逢六甲年，即甲子、甲戌、甲申、甲午、甲辰、甲寅均为土运太过；凡逢六己年，即己巳、己卯、己丑、己亥、己酉、己未，均为土运不及。其他四运亦依此类推。太过为本运气胜，则本气流行；不及为本运气衰，则克气大行。

②三合：中运与司天、年支都相符的年份，也称“太乙天符”。

【译文】

黄帝说：讲得好。气有多少和形有盛衰又该如何理解呢？鬼臾区说：阴气和阳气各有多少的不同，所以就有了三阴和三阳的区别（厥阴为一阴，少阴为二阴，太阴为三阴，少阳为一阳，阳明为二阳，太阳为三阳）。所谓形有盛衰，是说五运分主各岁之运，都有太过和不及的情况。

所以，如果前面一年是太过的阳年，紧跟着的下一年的岁运就是不及的阴年。相反，如果前面一年的岁运是不及的阴年，紧跟着的下一年的岁运就是太过的阳年。知道了有余和不足相互迎送的关系，便可以推算出气的来临时间了。

一年的中运之气符合一年中的司天之气，就称天符；一年的中运之气符合一年中的岁支之气，就称岁直；一年的中运之气与司天之气、岁支之气皆符合，就称三合。

天地之气的循环规律

【原文】

帝曰：上下相召，奈何？鬼臾区曰：寒暑燥湿风火，天之阴阳也，三阴三阳上奉之。木火土金水，地之阴阳也，生长化收藏下应之。天以阳生阴长，地以阳杀阴藏。天有阴阳，地亦有阴阳。木火土金水火[①]，地之阴阳也，生长化收藏。故阳中有阴，阴中有阳。

所以欲知天地之阴阳者，应天之气，动而不息，故五岁而右迁，应地之气，静而守位，故六期而环会，动静相召，上下相临，阴阳相错，而变由生也。

帝曰：上下周纪，其有数[②]乎？鬼臾区曰：天以六为节，地以五为制。周天气者，六期为一备；终地纪者，五岁为一周。君火以明，相火以位。五六相合而七百二十气为一纪，凡三十岁；千四百四十气，凡六十岁，而为一周。不及太过，斯皆见矣。

【注释】

①木火土金水火：五行本是五个，而此为六个，是因为火分君火与相

火，所以火有二。

②数：指规律。

【译文】

黄帝说：天气、地气是如何上下相感召的呢？鬼臾区说：寒、暑、燥、湿、风、火是天上的阴阳，人身的三阴和三阳与之对应；木、火、土、金、水是地上的阴阳，生、长、化、收、藏与之对应。天凭借它们而阳生阴长，地依靠它们而阳杀阴藏。天有阴有阳，地也有阴有阳。天为阳，阳中有阴；地为阴，阴中有阳。

所以，要想弄清楚天地阴阳，就要顺应天之六气，运转不息，因此五年之间，自东向西，每运转换一次；顺应地之五行，相对静止，所以六年可环周一次。天动与地静相互感召，上下相互配合，阴阳相互交错，变化由此而产生。

黄帝说：天地循环运行有没有一定规律呢？鬼臾区说：司天之气循行以六为常数，地之五运以五为常数，所以司天之六气循环一周需要六年，地之五运循环一周需要五年。君火确定名分，相火主管气运。五和六的最小公倍数是三十，共有七百二十个节气，称为一纪。一千四百四十个节气，也就是六十年，这样称为一周。其中的不及和太过都可以显现出来了。

【原文】

帝曰：夫子之言，上终天气，下毕地纪，可谓悉矣。余愿闻而藏之，上以治民，下以治身，使百姓昭著，上下和亲，德泽下流，子孙无忧，传之后世，无有终时，可得闻乎？鬼臾区曰：至数之机，迫迮以微[①]，其来可见，其往可追，敬之者昌，慢之者亡，无道行私，必得夭殃，谨奉天道，请言真要。

帝曰：善言始者，必会于终，善言近者，必知其远，是则至数[②]极而道不惑，所谓明矣。愿夫子推而次之，令有条理，简而不匮，久而不绝，易用难忘，为之纲纪，至数之要，愿尽闻之。鬼臾区曰：昭乎哉问！明乎哉道！

如鼓之应桴，响之应声也。臣闻之，甲己之岁，土运统之；乙庚之岁，金运统之；丙辛之岁，水运统之；丁壬之岁，木运统之；戊癸之岁，火运统之。

【注释】

①迫迮以微：非常需要精微。

②至数：最高深的规律。

【译文】

黄帝说：先生的言论，上可终尽天气，下可穷尽地纪，真可以说论述得很全面了，我愿把所听之话珍藏于心里，上用来治疗人民的疾病，下用来保养自己的身体，使老百姓都明白，上下和谐亲密，德泽传于后世，子孙无忧虑，并能继传于后世，代代相传，没有终结的时候。您能不能给我讲讲如何运用这个道理来防治疾病呢？鬼臾区说：五运与六气演化的常数，有一定的规律，需要非常精微。它到来时是可以看得到的，它逝去时也是可以追寻的。遵循它演变规律的人就会昌盛，违背和无视它演变规律的人就会灭亡。天道不徇私情，违背它必然会遭到天祸。小心地遵循天道吧，现在请让我根据自然变化规律，说一说其中的真谛要旨吧！

黄帝说：善于讲解事物起源的人，也必然知道事物的终结，善于谈论眼前的人，也必然会知道其将来的发展。只有这样，对五运六气的道理才能深刻理解而不至于迷惑，这样才算是真正明白事理的人。希望先生将这个理论依次推演一下，使它更加有条理一些，简单而不匮乏，长久流传而不断绝，既容易运用又难以忘记。对于这些五运六气的纲要，希望您详尽地讲一讲。鬼臾区说：您问得真明白呀！运气的理论也是很明了的啊！这个问题对您来说，就好像鼓槌敲鼓立刻就有回响一样，会很快就明白的。臣听说过，凡是甲年和己年由土运统管，乙年和庚年由金运统管，丙年和辛年由水运统管，丁年和壬年由木运统管，戊年和癸年由火运统管。

五运与三阴三阳的配合

【原文】

帝曰：其于三阴三阳，合之奈何？鬼臾区曰：子午之岁，上见少阴[①]；丑未之岁，上见太阴；寅申之岁，上见少阳；卯酉之岁，上见阳明；辰戌之岁，上见太阳；巳亥之岁，上见厥阴。少阴所谓标[②]也，厥阴所谓终[③]也。厥阴之上，风气主之；少阴之上，热气主之；太阴之上，湿气主之；少阳之上，相火主之；阳明之上，燥气主之；太阳之上，寒气主之。所谓本也，是谓六元[④]。

帝曰：光乎哉道！明乎哉论！请著之玉版，藏之金匮，署曰《天元纪》。

【注释】

①子午之岁，上见少阴：逢子年和午年，少阴司天，因三阴三阳为六气之上奉于天，所以称为“上见”。

②标：开始。

③终：结束。

④六元：指六气。

【译文】

黄帝说：六气与三阴、三阳又是怎样配合的呢？鬼臾区说：子年和午年为少阴司天，丑年和未年为太阴司天，寅年和申年为少阳司天，卯年和酉年为阳明司天，辰年和戌年为太阳司天，巳年和亥年为厥阴司天。年支的阴阳次序，始于少阴而终于厥阴。风为厥阴的本气，热为少阴的本气，湿为太阴的本气，相火为少阳的本气，燥为阳明的本气，寒为太阳的本气。风、热、湿、火、燥、寒为三阴三阳的本气，因它们都是由天元一气所化生，所以又将它们名叫“六元”。

黄帝说：这个道理您讲得多么明白啊！我要把它刻在玉版上，把玉版藏于金匮中，并命名为《天元纪》。

六微旨大论

导读：本篇阐述天道六六之节，应天气，应地理，主岁主时加临之六气，其所论各节内容至为精微，故名。文中还对宇宙万物的生长壮老已和生长化收藏的自然规律，尤其是生化方面做了反复的说明，同时对万物在气交中正常发展和反常的变易关系加以论述。

六气的循环

【原文】

黄帝问曰：呜呼远哉！天之道也，如迎浮云，若视深渊，视深渊尚可测，迎浮云莫知其极。夫子数言谨奉天道，余闻而藏之，心私异之，不知其所谓也。愿夫子溢志尽言其事，令终不灭，久而不绝，天之道可得闻乎？岐伯稽首再拜对曰：明乎哉问天之道也！此因天之序，盛衰之时也。

帝曰：愿闻天道六六之节盛衰何也？岐伯曰：上下有位，左右有纪①。故少阳之右，阳明治之；阳明之右，太阳治之；太阳之右，厥阴治之；厥阴之右，少阴治之；少阴之右，太阴治之；太阴之右，少阳治之。此所谓气之标②，盖南面而待也。

故曰：因天之序，盛衰之时，移光定位，正立而待之。此之谓也。少阳之上，火气治之，中见厥阴；阳明之上，燥气治之，中见太阴；太阳之上，寒气治之，中见少阴；厥阴之上，风气治之，中见少阳；少阴之上，热气治之，中见太阳；太阴之上，湿气治之，中见阳明。所谓本③也，本之下，中④之见也，见之下，气之标也，本标不同，气应异象。

【注释】

①上下有位，左右有纪：司天在泉上下有其主位，左右间气有其运行条理。

②气之标：在这里指的是三阴三阳为气之标象，而六气为三阴三阳之本。

③本：指风寒暑湿燥火六气。

④中：即中气。

【译文】

黄帝说：天的规律非常远大呀！既像仰望空中的浮云，又像俯视深渊，渊虽深还可以被测知，仰望浮云则不知它的终极之处。先生多次谈到，要小心谨慎地尊奉气象变化的自然规律，自我听到后一直记在心，但却不知其所以然，请先生详尽地讲讲其中的道理，使它永远地流传下去，久而不致灭绝。您可以把它的规律讲给我听吗？岐伯叩首再次跪拜说：您提的问题很高明啊！这是自然界的重要法则，也是由六气的循环推演所表现出来的一种气候盛衰的变化。

黄帝说：我想听听关于天道六六之节的盛衰情况是怎样的？岐伯回答说：六气司天、在泉都有一定的位置，左右间气的升降各有一定的规律。所以，少阳的右间，属阳明所主管；阳明的右间，属太阳所主管；太阳的右间，属厥阴所主管；厥阴的右间，属少阴所主管；少阴的右间，属太阴所主管；太阴的右间，属少阳所主管。这是面向南方而确定的气的位置，就是所说的六气的标志，我们称之为“标”。

所以说，六气依据时序的变化，产生了时令的盛衰变化，按照日光移影确定其方位，南面正立以进行观察。少阳司天，火气主之，少阳与厥阴相表里，中见之气是厥阴；阳明司天，燥气主之，阳明与太阴相表里，中见之气是太阴；太阳司天，寒气主之，太阳与少阴相表里，中见之气是少阴；厥

六气之标本中气关系对照

标本中气理论，是运气学说运用于临床，用以知道六气发病及治疗用药的一种观点。因为风、寒、暑、湿、燥、热六气是气象与疾病产生的根源，故为本；三阴三阳是用以表示或标记六气的符号，故为标；中即中见之气，与标本相互联系，且与标互为表里关系。

本	火（暑）	燥	寒	风	热	湿
标	少阳	阳明	太阳	厥阴	少阴	太阴
中气	厥阴	太阴	少阴	少阳	太阳	阳明

阴司天，风气主之，厥阴与少阳相表里，中见之气是少阳；少阴司天，热气主之，少阴与太阳相表里，中见之气是太阳；太阴司天，湿气主之，太阴与阳明相表里，中见之气是阳明。这就是所说的三阴、三阳的本气，也就是六气。本气之下是中见之气，又叫中气，中气的下方为六气之标。由于六气有本、标的不同，所以反映出来的疾病症状和脉象也都不一样。

【原文】

帝曰：其有至而至[1]，有至而不至，有至而太过，何也？岐伯曰：至而至者，和；至而不至，来气不及也；未至而至，来气有余也。

帝曰：至而不至，未至而至如何？岐伯曰：应则顺，否则逆，逆则变生，变则病。

帝曰：善。请言其应。岐伯曰：物，生其应也。气，脉其应也。

【注释】

①至而至：前至指时至，后至指气至。意即到一定时节，相应的气候特点也会反映出来，称为“至而至”。

【译文】

黄帝说：六气有时至而气亦至的，有时至而气不至的，有先时而气至太过的，这是为什么呢？岐伯回答说：时至而气亦至的，为和平之年；有时至而气不至的，是应至之气有所不及；时未至而气已至，是应至之气有余。

黄帝说：时至而气不至，时未至而气已至的会怎样呢？岐伯回答说：时与气相应的是顺，时与气不相应的是逆，逆就要发生反常的变化，反常的变化就是要生病。

黄帝说：好，请您再讲讲其相应的情况。岐伯回答说：万物对六气的感应，表现其生长的情况。六气对于人体的影响，从脉象上可以反映出来。

六气主时的地理位置

【原文】

帝曰：善。愿闻地理之应六节①气位②何如？岐伯曰：显明之右，君火之位也；君火之右，退行一步，相火治之；复行③一步，土气治之；复行一步，金气治之；复行一步，水气治之；复行一步，木气治之；复行一步，君火治之。相火之下，水气承之；水位之下，土气承之；土位之下，风气承之；风位之下，金气承之；金位之下，火气承之；君火之下，阴精承之。

帝曰：何也？岐伯曰：亢④则害，承⑤乃制，制则生化，外列盛衰，害则败乱，生化大病。

【注释】

①六节：六，六气；节，节气。

②气位：气，五行之气；位，位置。

③复行：再行。

④亢：超过正常限度。

⑤承：顺应，承袭。

【译文】

黄帝说：好。我想听您讲讲六气和节气主时的地理位置是怎样的呢？岐伯回答说：春分的右边，为少阴君火主司的位次；君火的右面后退一步，为少阳相火主司的位次；再后退一步，为太阴湿土主司的位次；再后退一步，为阳明燥金主司的位次；再后退一步，为太阳寒水主司的位次；再后退一步，为厥阴风木主司的位次；再后退一步，又再次回到少阴君火主司的位次。六气各有相克之气，承于其下，以制约之。相火的下方，水气来制约；水位的下方，土气来制约；土位的下方，风气来制约；风位的下方，金气来制约；金位的下方，火气来制约；君火的下方，阴精来制约。

黄帝说：这是什么原因呢？岐伯回答说：六气中的任何一气超过正常限度，都会引发灾害，因而必须有相应的气来加以制约，只有经过制约，才能使亢盛的气回到正常的生化过程，才能保证主岁之气盛衰有时，保持正常的时序变迁。如果六气中的任何一气亢盛而又无制约之气加以制约，便会形成灾害，生化受到严重损伤，从而产生大的病变。

【原文】

帝曰：盛衰何如？岐伯曰：非其位则邪，当其位则正，邪则变甚，正则微。

帝曰：何谓当位？岐伯曰：木运临卯，火运临午，土运临四季，金运临酉，水运临子，所谓岁会[①]，气之平也。

帝曰：非位何如？岐伯曰：岁不与会也。

【注释】

①岁会：中运之气与岁支五行属性同。

【译文】

黄帝说：气的盛衰是怎样的呢？岐伯回答说：不当其位的是邪气，恰当其位的是正气，邪气则变化很严重，正气则变化很轻微。

黄帝说：何谓为恰当其位呢？岐伯回答说：如木运遇到卯年，火运遇到午年，土运遇到辰、戌、丑、未年，金运遇到酉年，水运遇到子年，乃是中运之气与年之方位五行之气相同。所说的“岁会”，为运气和平之年。

黄帝说：不当其位是怎样的呢？岐伯回答说：就是中运之气与年之方位五行之气不相会。

六气循环主时

风、寒、暑、湿、燥、热六气都有一定的主司位置，它们的循环运行导致了一年节气的变化。每一气的制约之气的存在避免了任何一气的亢盛导致的灾害，保证了主岁之气盛衰有时和时序的变迁。

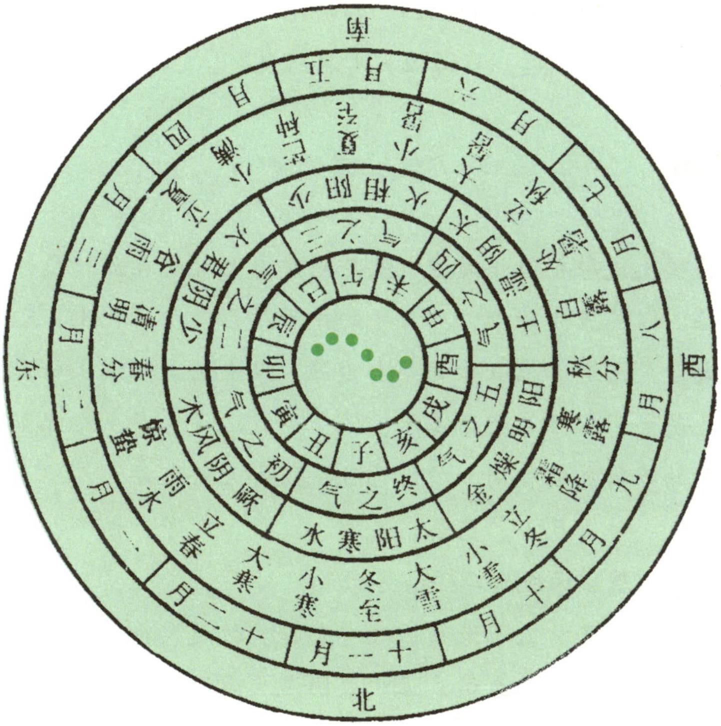

天符、岁会、太一天符

【原文】

帝曰：土运之岁，上见太阴；火运之岁，上见少阳、少阴；金运之岁，上见阳明；木运之岁，上见厥阴；水运之岁，上见太阳；奈何？岐伯曰：天之与会也。故《天元册》曰天符①。

帝曰：天符岁会②何如？岐伯曰：太一天符之会也。

帝曰：其贵贱何如？岐伯曰：天符为执法，岁会为行令，太一天符为贵人。

帝曰：邪之中也奈何？岐伯曰：中执法者，其病速而危；中行令者，其病徐而持；中贵人者，其病暴而死。

帝曰：位之易也何如？岐伯曰：君位臣则顺③，臣位君则逆④。逆则其病近，其害速；顺则其病远，其害微。所谓二火⑤也。

【注释】

①天符：凡是每年值年大运之气与同年司天之气在五行属性上相同者，便称作天符。以己丑年为例，己丑年的年干是己，甲己化土，己为土运，故己丑年的大运是土运。己丑年的年支为丑，丑未值太阴湿土司天，所以己丑年司天之气是太阴湿土。大运是土，值年司天之气也是土，土湿同化，大运与司天之气的五行属性相同，所以己丑年便是天符之年。在甲子一周的六十年中逢天符者，计有己丑、己未、戊寅、戊申、戊子、戊午、乙卯、乙酉、丁巳、丁亥、丙辰、丙戌十二年。

②天符岁会：又称太乙天符、太一天符。既是天符，又是岁会的年份。如，以己丑年为例，己为土运，丑为太阴湿土司天，此为天符，同时年支丑的五行属性亦为土，与运的属性相同。因其三者（大运、司天之气、年支）

同属土，即“三合而治”。在六十年甲子中，逢天符岁会者，计有己丑、己未、乙酉、戊午四年。这四年，天符十二年中有之，岁会八年中亦有之，都是大运、年支、司天之气三者相同，所以叫太乙天符。

③君位臣则顺：君火加临相火（主气）之上，即少阴君火为司天，主气三之气为少阳相火。

④臣位君则逆：相火加临君火（主气）之上，即二气客气为少阳相火加临少阴君火。

⑤二火：指君火、相火。

【译文】

黄帝说：土运之年，遇到太阴司天；火运之年，遇到少阳、少阴司天；金运之年，遇到阳明司天；木运之年，遇到厥阴司天；水运之年，遇到太阳司天是怎样的呢？岐伯回答说：这是中运与司天相会。所以《天元册》中名叫“天符”。

黄帝说：既是“天符”，又是“岁会”，这是怎样的呢？岐伯回答说：这名叫“太一天符”。

黄帝说：它们有什么贵贱上的不同吗？岐伯回答说：天符好比执法，岁会好比行令，太一天符好比贵人。

黄帝说：感受邪气发病时，三者有什么区别呢？岐伯回答说：感受于执法之邪，发病快速而危重；感受于行令之邪，发病缓慢而持久；感受于贵人之邪，发病急剧而多死。

黄帝说：主气客气位置互易时是怎样的呢？岐伯回答说：君位客气居于臣位主气之上的为顺，臣位客气居于君位主气之上的为逆。逆者发病快而急，顺者发病慢而轻。这里主要是指君火和相火说的。

【原文】

帝曰：善。愿闻其步何如？岐伯曰：所谓步者，六十度而有奇，故二十四步积盈百刻而成日也。

帝曰：六气应五行之变何如？岐伯曰：位有终始，气有初中，上下①不同，求之亦异也。

帝曰：求之奈何？岐伯曰：天气始于甲，地气始于子②，子甲相合，命曰岁立③，谨候其时，气可与期。

【注释】

①上下：上指天气；下指地气。

②天气始于甲，地气始于子：甲居十天干首位，子居十二地支首位，干支依次相配，如甲子、乙丑、丙寅之类，统称甲子。

③岁立：立岁，确定岁之开始。

【译文】

黄帝说：好。我想听听关于六步是怎么回事？岐伯回答说：所谓"步"，就是指六十日有零的时间，每年是六步，所以在二十四步中，也就是四年内，积每年刻度的余数共为

天符和岁会

天符、岁会是运气学说中的重要概念，《内经》中引用其解释疾病形成的外在因素。下图是对天符、岁会以及既是天符又是岁会的太一天符概念的解释。

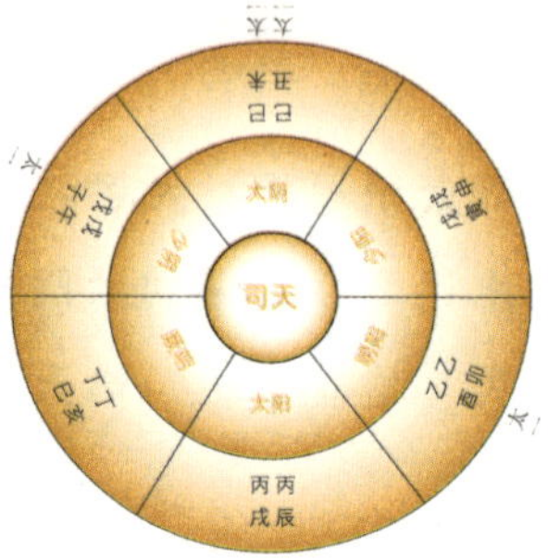

天符

中运（五运）与司天之气相同，谓之"天符"（如土运遇太阴司天，火运遇少阳司天等）。一个甲子（60年）出现12次。

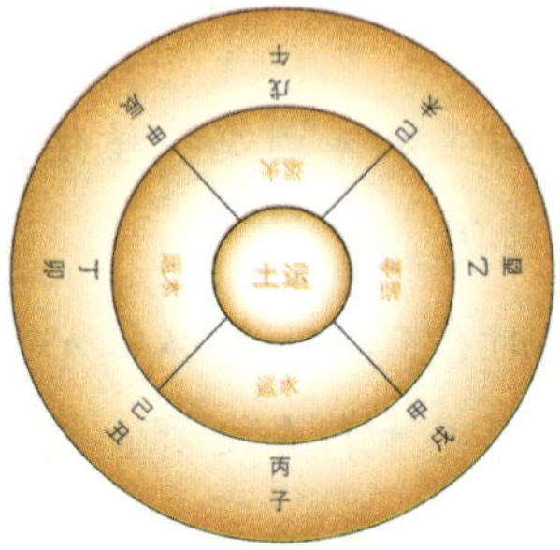

岁会

天干会合于五方正位，谓之"岁会"（如木运临卯，土运临四季等）。一个甲子（60年）出现8次。为平气之年。

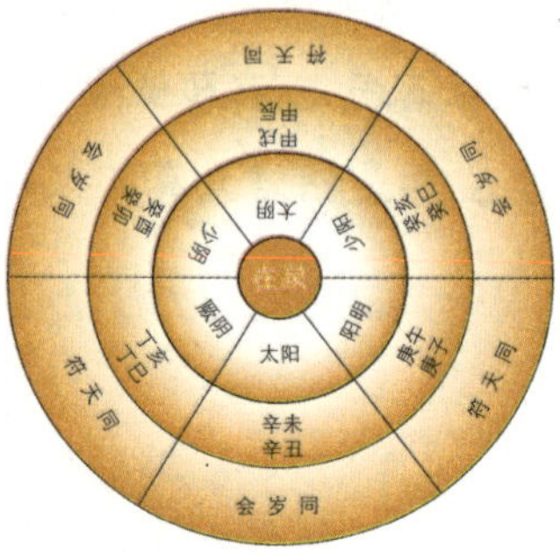

太一天符

既是天符，又是岁会，谓之"太一天符"（如1978年为戊午年，该年运、气、天干同属火，为太一天符年）。

一百刻，就成为一日。

黄帝说：六气应与五行的变化是怎样的呢？岐伯回答说：六气的每一气所占的位置，是有始有终的，一气中又分为初气和中气，还由于天气和地气的不同，所以推求起来，也就有了差异。

黄帝说：怎样去推求呢？岐伯回答说：天气始于天干之甲，地气始于地支之子，子和甲交和起来，就叫岁立，紧密地注意交气的时间，六气变化的情况就可推求出来。

一年中六气开始和终止的时间

【原文】

帝曰：愿闻其岁，六气始终，早晏何如？岐伯曰：明乎哉问也！甲子①之岁，初之气，天数始于水下一刻，终于八十七刻半；二之气，始于八十七刻六分，终于七十五刻；三之气，始于七十六刻，终于六十二刻半；四之气，始于六十二刻六分，终于五十刻；五之气，始于五十一刻，终于三十七刻半；六之气，始于三十七刻六分，终于二十五刻。所谓初六，天之数也。

乙丑岁，初之气，天数始于二十六刻，终于一十二刻半；二之气，始于一十二刻六分，终于水下百刻；三之气，始于一刻，终于八十七刻半；四之气，始于八十七刻六分，终于七十五刻；五之气，始于七十六刻，终于六十二刻半；六之气，始于六十二刻六分，终于五十刻。所谓六二，天之数也。

丙寅岁，初之气，天数始于五十一刻，终于三十七刻半；二之气，始于三十七刻六分，终于二十五刻；三之气，始于二十六刻，终于一十二刻半；四之气，始于一十二刻六分，终于水下百刻；五之气，始于一刻，终于八十七刻半；六之气，始于八十七刻六分，终于七十五刻。所谓六三，天之数也。

丁卯岁，初之气，天数始于七十六刻，终于六十二刻半；二之气，始于六十二刻六分，终于五十刻；三之气，始于五十一刻，终于三十七刻半；四之气，始于三十七刻六分，终于二十五刻；五之气，始于二十六刻，终于一十二刻半；六之气，始于一十二刻六分，终于下水百刻。所谓六四，天之数也。

次戊辰岁，初之气，复始于一刻，常如是无已，周而复始。

【注释】

①甲子：指六十甲子，天气始于甲，地气始于子，天地之气之起始。

【译文】

黄帝说：我想听听关于每年六气的开始和终止时间的早晚是怎样的？岐伯回答说：您提的这个问题是很高明的啊！甲子之岁，初之气始于水下一刻，于八十七刻半终止；二之气始于八十七刻六分，于七十五刻终止；三之气始于七十六刻，于六十二刻半终止；四之气始于六十二刻六分开始，于五十刻终止；五之气始于五十一刻开始，于三十七刻半终止；六之气始于三十七刻六分开始，于二十五刻终止。这就是六气第一个周期终始的具体时间。

乙丑之年，初之气始于二十六刻，于一十二刻半终止；二之气始于一十二刻六分，于漏水下至一百刻终止；三之气始于漏水下一刻，于八十七刻半终止；四之气始于八十七刻六分，于七十五刻终止；五之气始于七十六刻，于六十二刻半终止；六之气始于六十二刻六分，于五十刻终止。这就是六气第二个周期终始的具体时间。

丙寅之年，初之气始于五十一刻，于三十七刻半终止；二之气始于三十七刻六分，于二十五刻终止；三之气始于二十六刻，于一十二刻半终止；四之气始于一十二刻六分，于漏水下至之一百刻终止；五之气始于漏水下一刻，于八十七刻半终止；六之气始于八十七刻六分，于七十五刻终止。这就是六气第三个周期的终始具体时间。

丁卯年，初之气始于七十六刻，于六十二刻半终止；二之气始于六十二刻六分，于五十刻终止；三之气始于五十一刻，于三十七刻半终止；四之气始于三十七刻六分，于二十五刻终止；五之气始于二十六刻，于一十二刻半终止；六之气始于一十二刻六分，于漏水下百刻终止。这就是六气第四个周期终始的具体时间。

依次相推便是戊辰年，初之气始于漏水下一刻，经常如此，没有终时，一周之后又重新开始。

【原文】

帝曰：愿闻其岁候①，何如？岐伯曰：悉乎哉问也！日行一周②，天气始于一刻，日行再周，天气始于二十六刻，日行三周，天气始于五十一刻，日行四周，天气始于七十六刻，日行五周，天气复始于一刻，所谓一纪也。是故寅午戌岁气会同，卯未亥岁气会同，辰申子岁气会同，巳酉丑岁气会同，终而复始。

【注释】

①岁候：候岁。如何测量每岁的天气。

②日行一周：一周，指一年。太阳运行一年的周期。

【译文】

黄帝说：我想听听以年为单位是如何推算的呢？岐伯回答说：您问得很详尽啊！太阳运行第一周时，天时开始于一刻；太阳运行第二周时，天时开始于二十六刻；太阳运行第三周时，天时开始于五十一刻；太阳运行第四周时，天时开始于七十六刻；太阳运行第五周时，天时又开始于一刻。由此可知，太阳运行四周，也就是以四年为一个轮回，称为一纪。所以，六气终始的具体时间，在寅年、午年、戌年三年相同，在卯年、未年、亥年三年相同，在辰年、申年、子年三年相同，在巳年、酉年、丑年三年相同。如此往复循环，周而复始。

气交指的是天地阴阳二气相互感应而交合的过程。地气上升，升至极点就会转而下降；天气下降，降至极点就转而上升。正是由于天气和地气的相互感应和交合，才有了自然界的变化和四时节气的交替。

天气六步交司时刻表

年支	初之气	二之气	三之气	四之气	五之气	终之气
	立春日	清明日	芒种日	立秋日	寒露日	大雪日
子、辰、申	始初刻终八十七刻半	始八十七刻六分终七十五刻	始七十六刻终六十二刻半	始六十二刻六分终五十刻	始五十一刻终三十七刻半	始三十七刻六分终二十五刻
丑、巳、酉	始二十六刻终十二刻半	始十二刻六分终百刻	始初刻终八十七刻半	始八十七刻六分终七十五刻	始七十六刻终六十二刻半	始六十二刻六分终五十刻
寅、午、戌	始五十一刻终三十七刻半	始三十七刻六分终二十五刻	始二十六刻终十二刻半	始十二刻六分终百刻	始初刻终八十七刻半	始八十七刻六分终七十五刻
卯、未、亥	始七十六刻终六十二刻半	始六十二刻六分终五十刻	始五十一刻终三十七刻半	始三十七刻六分终二十五刻	始二十六刻终十二刻半	始十二刻六分终百刻

五运起运时刻表

日行一周	日行二周	日行三周	日行四周
初刻	二十六刻	五十一刻	七十六刻
子、辰、申	丑、巳、酉	寅、午、戌	卯、未、亥

天地六气的运用

【原文】

帝曰：愿闻其用也。岐伯曰：言天者求之本，言地者求之位，言人者求之气交。

帝曰：何谓气交？岐伯曰：上下之位，气交之中，人之居也。故曰：天枢之上，天气主之；天枢之下，地气主之；气交之分，人气从之，万物由之。此之谓也。

【译文】

黄帝说：我想听听六气的运用。岐伯回答说：谈论天气的变化，当推求于六气的本元；谈论地气的变化，当推求于六气应五行之位；谈论人体的变化，当推求于气交。

黄帝说：什么是气交呢？岐伯回答说：天气居于上位，地气居于下位，上下交互于气交之中，为人类所居之处。所以说：天枢以上，天气主之；天枢以下，地气主之；在气交之处，人气顺从天地之气的变化，万物由此而生。就是这个意思。

【原文】

帝曰：何谓初中？岐伯曰：初凡三十度而有奇，中气同法。

帝曰：初中何也？岐伯曰：所以分天地也。

帝曰：愿卒闻之？岐伯曰：初者地气也，中者天气也。

【译文】

黄帝说：什么是初气和中气呢？岐伯回答说：初气占一气中的三十天多一点，中气也是这样。

黄帝说：为什么要分初气和中气呢？岐伯回答说：这是为了区别天气与地气啊。

六气主时

运气学说是古代预测技术的重要理论依据。一年为六气所主管，六气与五行相对应，每一气又都有自己的主时位置，主管60日又87.5刻。

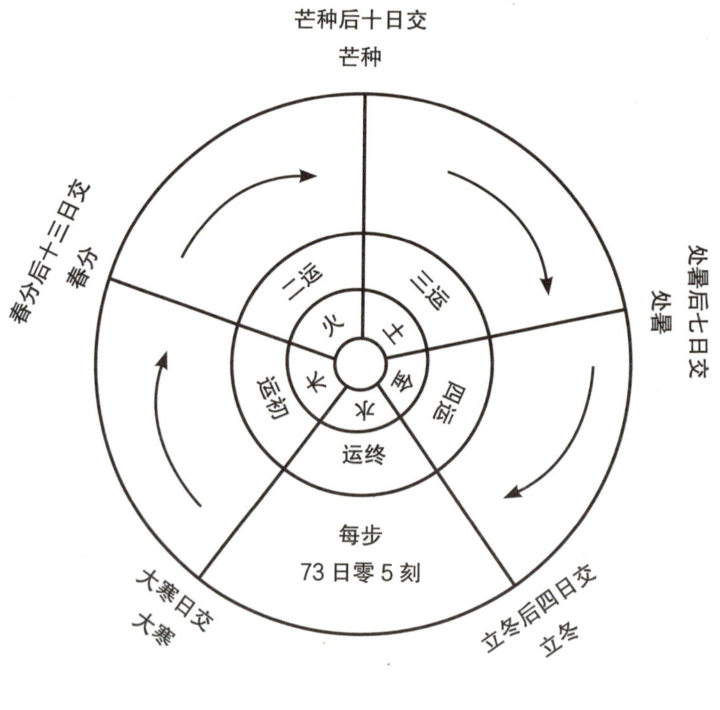

黄帝说：我想听你详尽地讲讲。岐伯回答说：初气是地气，中气是天气。

六气的变化

【原文】

帝曰：其升降何如？岐伯曰：气之升降，天地之更用也。

帝曰：愿闻其用何如？岐伯曰：升已而降，降者谓天；降已而升，升者谓地。天气下降，气流于地；地气上升，气腾于天。故高下相召，升降相因，而变作矣。

【译文】

黄帝说：天地之气是如何升降呢？岐伯回答说：气的升降，是天气和地气互相作用的结果。

黄帝说：希望您讲讲天气和地气是如何互相作用的？岐伯回答说：地气可以上升，但升到极点就要下降，而下降乃是天气的作用；天气可以下降，但降到极点就要上升，而上升乃是地气的作用。天气下降，其气乃流荡于大地；地气上升，其气乃蒸腾于天。由于天气和地气的相互呼应，上升和下降相互为因，而致使天气和地气不断地发生变化。

【原文】

帝曰：善。寒湿相遘，燥热相临，风火相值，其有闻乎？岐伯曰：气有胜复，胜复之作，有德有化，有用有变，变则邪气居之。

帝曰：何谓邪乎？岐伯曰：夫物之生从于化，物之极由乎变，变化之相薄，成败之所由也。故气有往复，用有迟速[1]，四者之有，而化而变，风之来也。

帝曰：迟速往复，风所由生，而化而变，故因盛衰之变耳。成败倚伏[2]游乎中，何也？岐伯曰：成败倚伏生乎动，动而不已，则变作矣。

帝曰：有期乎？伯曰：不生不化，静之期也。

帝曰：不生化乎？岐伯曰：出入废则神机化灭，升降息则气立孤危。故非出入，则无以生长壮老已；非升降，则无以生长化收藏。是以升降出入，无器不有。故器者生化之宇，器散则分之，生化息矣。故无不出入，无不升降。化有小大，期有近远。四者之有，而贵常守，反常则灾害至矣。故曰：无形无患，此之谓也。

气交与节气的变化

气交指的是天地阴阳二气相互感应而交合的过程。地气上升，升至极点就会转而下降；天气下降，降至极点就转而上升。正是由于天气和地气的相互感应和交合，才有了自然界的变化和四时节气的交替。

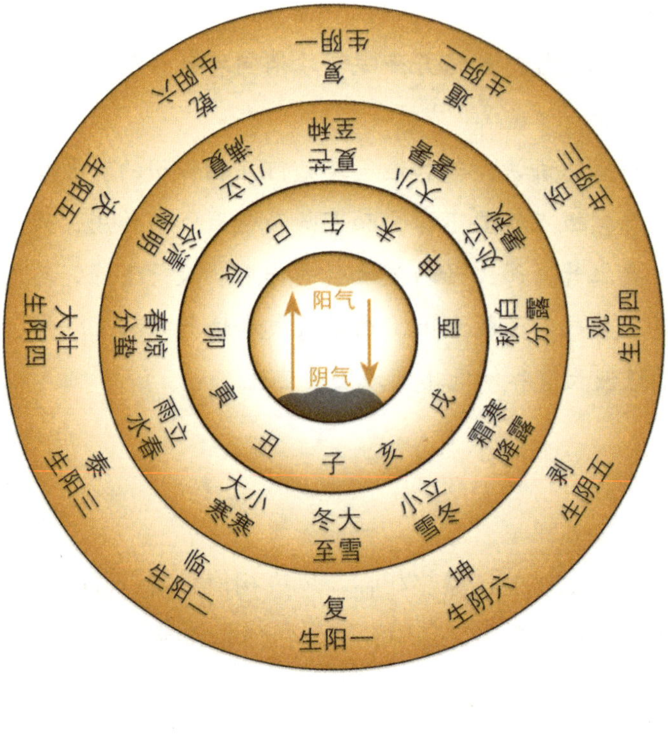

帝曰：善。有不生不化乎？岐伯曰：悉乎哉问也！与道合同，惟真人也。帝曰：善。

【注释】

①迟速：指六气胜复来临之快慢。

②倚伏：潜藏。

【译文】

黄帝说：讲得好。天地之间寒气与湿气相遇，燥气与热气相接，风气与火气相逢，其中有没有异常变化呢？岐伯回答说：六气都有太过的胜气和胜极而复的复气，胜气和复气的不断发生，使气有正常的功用，有生化的性能，有一定的作用，有异常的变化，异常变化就要产生邪气。

黄帝说：什么是邪气？岐伯回答说：万物的生长都由于生化，万物发展到极点就要变化，变和化的互相斗争与转化，乃是成败的根本原因。由于气有往来进退，作用有缓慢与迅速，有进退迟速，就产生了化和变，并发生了六气的变化。

黄帝说：气的往、复、快、缓是风气产生的原因，由化到变是事物由盛至衰的过程。世间万物的生成和消亡是相互联系的。但在事物生成的过程中，也潜伏着衰亡的因素，在衰亡开始之初，又孕育着新生的因子，这是为什么呢？岐伯回答说：成败互因的关键在于天地之气的运动，不断地运动就会发生不断地变化。

黄帝说：运动有时间期限吗？岐伯回答说：不生不化，乃是相对稳定的时期。

黄帝说：有不生化的事物吗？岐伯回答说：物体的内部存有生生不息之机，名叫“神机”，物体的外形依赖于气化的作用而存在，名叫“气立”。若出入的功能废止了，则“神机”毁灭，升降的作用停息了，则“气立”危亡。因此，没有出入，也就不会有发生、成长、壮实、衰老与灭亡；没有升降，也就不会有发生、成长、变化、收敛与闭藏。所以，升降和出入运动，存在于世间所有的物体当中，因而也可以说物体是升降和出入运动进行的载体和场所。如果物体消散了，生命运动也就随之停息了。因此，任何物体，无不存有出入升降之机。只不过是生化活动有大有小，其时间有长有短。升降运动和出入运动重在保持正常，若出现反常的情况，就会发生灾害。所以说，没有形体的东西，才没有祸患，说的就是这个意思。

黄帝说：讲得好。那有没有不受生化规律影响的人呢？岐伯回答说：您问得很详尽啊！能够遵循自然规律而适应其变化的，只有神仙真人才能做到了。黄帝说：讲得好！

气交变大论

导读：本篇讨论自然环境对人和万物的影响。主要为阴阳和五运之气的消长胜负关系以及德、化、政、令等五运正常功能和逆常变化，并结合星辰做出详细说明。

【原文】

黄帝问曰：五运更治，上应天期，阴阳往复，寒暑迎随，真邪相薄，内外分离，六经波荡，五气倾移，太过不及，专胜兼并[①]，愿言其始，而有常名，可得闻乎？岐伯稽首再拜对曰：昭乎哉问也！是明道也！此上帝所贵，先师传之，臣虽不敏，往闻其旨。

帝曰：余闻得其人不教，是谓失道，传非其人，慢泄天宝。余诚菲德，未足以受至道，然而众子哀其不终，愿夫子保于无穷，流于无极，余司其事，则而行之，奈何？岐伯曰：请遂言之也。《上经》[②]曰：夫道者，上知天文，下知地理，中知人事，可以长久。此之谓也。

帝曰：何谓也？岐伯曰：本气位也。位天者，天文也。地位者，地理也。通于人气[③]之变化者，人事也。故太过者先天，不及者后天，所谓治化而人应之[④]也。

【注释】

①专胜兼并：一气独盛，名叫“专胜”，专胜为太过。二气相兼称为“兼并”，并有吞并侵占的意思，兼并为不及。如木气太过，则乘土侮金，是“专胜”，反之，如果木气不及，则受土侮金乘，是“兼并”。

②《上经》：古书名，现在已经遗失。

③通于人气：五运居中，司人气的变化，所以说通于人气。

④治化而人应之：治化，指六气的变化，六气的变化会影响五运，五运主人气的变化，所以人应之。如四时之气，先天时而至及后天时而至，就是岁运的变化，与人的气血运行、病治安危都有息息相应的关系。

【译文】

黄帝说：五运相互更替，上与六气相应，阴阳消长而往复，寒来暑往而迎随不息，真气与邪气相互斗争，致使人体内外阴阳之气不协调，六经血气动荡不定，五脏血气失去平衡，因而五气的运行有太过和不及之分，表现出专胜、兼并等现象。我很想知道怎样推算五运的太过与不及，以及在人体中所出现的疾病，您可以给我讲讲吗？岐伯回答说：您问得很好！这是应该明白的道理，它一直是历代帝王所注意的问题，也是历代医师传授下来的，我的学问虽然很肤浅，但过去曾听老师讲过这些道理。

黄帝说：我听人说，遇到适当的人而不教，就会使学术的相传受影响，称为失道；如传授给不适当的人，是轻视学术，不负责任的表现。我虽然才疏德浅，不足以传承这最深奥的道理，但是许多百姓因疾病而不能享尽正常天命，希望先生为百姓健康和天道的永久流传，请把这个理论讲出来，由我来掌握这些理论，并切实按照规律加以推行，您认为可以吗？岐伯回答说：让我详细地讲给您听吧！《上经》说：研究医学之道的人，要上知天文，下知地理，中知人事，并要使之流芳百世。说的就是这个意思。

黄帝问：为什么这样说呢？岐伯回答说：这是为了推求天、地、人三气的位置啊。所谓天气的位置，就是天文学；地气的位置，就是地理学；通达人气变化就是人事。若气候先于时令而到来，就称为“太过”；气候晚于时令而到来，就称为“不及”。运气有常有变，人体的生理病理也随之而产生相应的变化。

五运气化太过对自然界和人的影响

【原文】

帝曰：五运之化，太过何如？岐伯曰：岁木太过，风气流行，脾土受邪。民病飧泄，食减，体重，烦冤，肠鸣，腹支满，上应岁星①。甚则忽忽善怒，眩冒巅疾。化气不政，生气独治，云物飞动，草木不宁，甚而摇落，反胁痛而吐甚，冲阳②绝者死不治，上应太白星③。

岁火太过，炎暑流行，肺金受邪。民病疟，少气，咳喘，血溢、血泄、注下，嗌燥，耳聋，中热、肩背热，上应荧惑星④。甚则胸中痛，胁支满，胁痛，膺背肩胛间痛，两臂内痛，身热骨痛而为浸淫。收气不行，长气独明，雨水霜寒，上应辰星⑤。上临少阴少阳⑥，火燔焫，水泉涸，物焦槁，病反谵妄狂越，咳喘，息鸣，下甚，血溢泄不已，太渊⑦绝者死不治，上应荧惑星。

岁土太过，雨湿流行，肾水受邪。民病腹痛，清厥⑧，意不乐，体重，烦冤，上应镇星⑨。甚则肌肉萎，足痿不收，行善瘛⑩，脚下痛，饮发，中满，食减，四肢不举。变生得位，藏气伏，化气独治之，泉涌河衍，涸泽生鱼，风雨大至，土崩溃，鳞见于陆，病腹满，溏泄，肠鸣，反下甚而太溪⑪绝者死不治，上应岁星。

岁金太过，燥气流行，肝木受邪。民病两胁下少腹痛，目赤痛，眦疡，耳无所闻。肃杀⑫而甚，则体重，烦冤，胸痛引背，两胁满⑬且痛引少腹，上应太白星。甚则喘咳逆气，肩背痛，尻阴、股、膝、髀、腨、骱、足皆病，上应荧惑星。收气峻，生气下，草木敛，苍干凋陨，病反暴痛，胠胁不可反侧，咳逆甚而血溢，太冲⑭绝者死不治，上应太白星。

岁水太过，寒气流行，邪害心火。民病身热，烦心，躁悸，阴厥，上下中寒，谵妄，心痛，寒气早至，上应辰星。甚则腹大胫肿，喘咳，寝汗出，憎风，大雨至，埃雾朦郁，上应镇星。上临太阳，雨冰雪霜不时降，湿气变物，病反腹满，肠鸣，溏泄，食不化，渴而妄冒，神门⑮绝者死不治，上应荧惑、辰星。

【注释】

①岁星：指木星。

②冲阳：足阳明胃经穴位，位于拇趾长伸肌腱外侧，足背动脉搏动处。

③太白星：指金星。

④荧惑星：指火星。

⑤辰星：指水星。

⑥上临少阴少阳：上临，指司天。凡火运太过的年份是戊年，又逢少阴司天，是戊子、戊午年；少阳司天是戊申、戊寅年。戊子、戊申、戊午、戊寅都是天符，其热尤重。下文的“火燔焫，水泉涸，物焦槁”都是说火热太过的自然表现。

⑦太渊：手太阴肺经穴位，位于腕掌横纹桡侧端，桡动脉的桡侧凹陷中。

⑧清厥：是四肢厥冷的意思。

⑨镇星：指土星。

⑩瘛：抽搐拘挛的意思。

⑪太溪：足少阴肾经穴位，位于内踝尖与跟腱之间的凹陷中。

⑫肃杀：秋气肃杀，所以称燥金之气为肃杀。

⑬胁满：是由气滞、痰凝或少阳受邪所致的症状。

⑭太冲：足厥阴肝经穴位，位于第1、2跖骨间，跖骨底结合部前方凹陷中，或触及动脉搏动处。

⑮神门：手少阴心经穴位，位于腕掌侧横纹尺侧端，尺侧腕屈肌腱的桡侧凹陷中。

【译文】

黄帝说：五运气化，太过会怎样呢？岐伯说：木运太过之年，则风气流行，脾土受其侵害。人们多患消化不良的泄泻、饮食减少、肢体沉重无力、烦闷抑郁、肠中鸣响、肚腹胀满等病症。在天上应木星光亮增强，显示木气过于亢盛的征象。甚至会不时容易发怒，并出现头昏眼花等头部病症。这是克制之气（土气）无权，木气独胜的现象，好像天上的云在飞跑，地上的万物迅速变动，草木动摇不定，甚至枝叶败落。引起人体发病多表现为胁部疼痛，呕吐不止。如果胃经的冲阳脉断绝，多为不治之症，天上的金星就显得分外明亮。

火运太过之年，炎热的暑气流行，肺金受其侵害。人们多患疟疾、少气、咳嗽气喘、吐血、衄血、二便下血、水泻如注、咽喉干燥、耳聋、胸中热、肩背热等病症。在天上应火星光亮增强，显示火热之气过于亢盛的征象。在人体甚至会有胸中疼痛，胁下胀满，胁痛，胸背、肩胛间等部位疼痛，两臂内侧疼痛，身热骨痛而发生浸淫疮等病症。这是收敛之气（金气）不振，火气独盛的现象，火气过旺就会有雨冰霜寒的变化，这是火热之极，寒水来复的关系。在天上应水星光亮增强，这是显示火盛则水气制之。如果遇到少阴君火或少阳相火司天的年份，火热之气更加亢盛，犹如燃烧烤灼，以致水源干涸，万物焦枯。人们发病症状多为谵语妄动狂躁、咳嗽喘气、呼吸有声、便血不止等，火气甚于下部则血从二便下泄不止。如果肺经的太渊脉断绝，多为不治之症。天上的火星就显得分外明亮。

土运太过之年，雨湿之气流行，肾水受其侵害。人们多患腹痛、四肢厥冷、情绪忧郁、身体困重而烦闷等病症。在天上应土星光亮增强。土气过度亢盛，会出现肌肉萎缩，两足痿弱不能行动，抽掣挛痛，足底疼痛，水饮病发，腹内胀满，饮食减少，四肢无力，不能举动。病变多发于土旺的节气，土气太过，过分克制水气，使水不能潜藏，出现泉水喷涌，河水泛滥，本来干涸的池泽也会滋生鱼类了，若木气来复，风雨暴至，使堤岸崩溃，陆地可出现鱼类。人们发病症状多为肚腹胀满、大便溏泄、肠鸣、泄泻不止等。如果肾经的太溪脉断绝，多为不治之症。天上相应的木星就显得分外明亮。

金运太过之年，燥气流行，肝木受其侵害。人们多病两胁之下及少腹疼痛，目赤而痛，眼角溃烂，耳朵听不到声音。燥金之气过于亢盛，就会使身体重而烦闷，胸部疼痛并牵引及背部，两胁胀满，而痛势下连少腹。在天上应金星光亮增强。甚则发生喘息咳嗽，呼吸困难，肩背疼痛，尾骶、阴、股、膝、足等处都感疼痛的病症。在天上应火星光亮增强。金气收敛太过，木气受到克制而生气不足，出现草木收敛，甚至枝叶枯干凋落。人们发病症状多为胁肋急剧疼痛，不能翻身，咳嗽气逆，甚至吐血、衄血。如果肝经的太冲脉断绝，多为不治之症。天上相应的金星就显得分外明亮。

水运太过之年，寒气流行，心火受其侵害。人们多患发热、心悸、烦躁、四肢逆冷、全身发冷、谵语妄动、心痛等病症。寒气过早地到来，在天上应水星光亮增强。如果寒水之气过度亢盛，人们发病症状为腹水、足胫浮肿、气喘咳嗽、盗汗、怕风等。土气来复则大雨不止，尘雾迷蒙，在天上应土星光亮增强。如遇太阳寒水司天，就会有雨冰霜雪不时下降，湿气大盛，物变其形。人们发病症状多为腹中胀满、肠鸣便泻、饮食不化、口渴但喝水后仍感口渴、眩晕、神志不清等病症。如果心经的神门脉断绝，多为不治之症。天上相应的火星的光亮就减弱，水星的光亮就显得分外明亮。

五运太过的本脏、所胜他脏和复气所伤之脏发病表

五运	发病之脏	本脏自病	所胜他脏之病	复气所伤之病
木运太过	肝、脾	易怒、眩晕、胁痛、吐甚	飧泄、食减、体重、烦冤、肠鸣、腹支满等	肝又受邪而自病
火运太过	心、肺	胸中痛、胁支满、胁痛、膺背肩胛间痛、两臂内痛、身热骨痛、浸淫疮等	病疟、少气、咳喘、血溢于上或血注于下、嗌燥、耳聋、中热、肩背热等	心又受邪而自病
土运太过	脾、肾	肌肉痿、足痿、行善瘛、脚下痛、饮发、中满、食减、四肢不举、腹满、溏泄、肠鸣等	腹痛、清厥、意不乐、体重、烦冤等	脾又受邪而自病
金运太过	肺、肝	喘咳逆气、肩背痛、尻阴股膝髀腨胻足等处皆生病痛	两胁下少腹痛、目赤痛、眦疡、耳无所闻、体重、烦冤、胸痛引背、两胁满且痛引少腹等	肺又受邪而自病
水运太过	肾、心	腹大胫肿、喘咳、寝汗出而憎风等	身热、烦心、躁悸、阴厥、上下中寒、谵妄、心痛等	肾又受邪而自病

五运气化不及对自然界和人的影响

【原文】

帝曰：善。其不及何如？岐伯曰：悉乎哉问也！岁木不及，燥乃大行，生气失应，草木晚荣，肃杀而甚，则刚木辟着，柔萎苍干，上应太白星，民病中清[①]，胠胁痛，少腹痛，肠鸣，溏泄，凉雨时至，上应太白星，其谷苍[②]。上临阳明，生气失政，草木再荣[③]，化气乃急，上应太白、镇星，其主苍早[④]。复[⑤]则炎暑流火，湿性燥，柔脆草木焦槁，下体再生[⑥]，华实齐化[⑦]，病寒热，疮疡，痱胗，痈痤，上应荧惑、太白，其谷白坚[⑧]。白露早降，收杀气行，寒雨害物，虫食甘黄，脾土受邪，赤气后化，心气晚治，上胜肺金，白气乃屈，其谷不成，咳而鼽，上应荧惑、太白星。

岁火不及，寒乃大行，长政不用，物荣而下[⑨]。凝惨[⑩]而甚，则阳气不化，乃折荣美，上应辰星，民病胸中痛，胁支满，两胁痛，膺背肩胛间及两臂内痛，郁冒朦昧，心痛暴喑，胸腹大，胁下与腰背相引而痛，甚则屈不能伸，髋髀如别[⑪]，上应荧惑、辰星，其谷丹。复则埃郁，大雨且至，黑气乃辱，病骛溏，腹满，食饮不下，寒中肠鸣，泄注，腹痛，暴挛痿痹，足不任身，上应镇星、辰星，玄谷不成。

岁土不及，风乃大行，化气不令，草木茂荣，飘扬而甚，秀而不实，上应岁星，民病飧泄霍乱，体重腹痛，筋骨繇复，肌肉瞤酸，善怒。藏气举事，蛰虫[⑫]早附，咸病寒中，上应岁星、镇星，其谷黅。复则收政严峻，名木苍凋，胸胁暴痛，下引少腹，善太息，虫食甘黄，气客于脾，黅谷乃减，民食少失味，苍谷乃损，上应太白、岁星。上临厥阴，流水不冰，蛰虫来见，藏气不用，白乃不复，上应岁星，民乃康。

岁金不及，炎火乃行，生气乃用，长气专胜，庶物以茂，燥烁以行，上应荧惑星，民病肩背瞀重，鼽嚏，血便，注下，收气乃后，上应太白星，其谷坚芒。复则寒雨暴至，乃零冰雹霜雪杀物，阴厥且格，阳反上行，头脑户[13]痛，延及囟顶[14]发热，上应辰星，丹谷不成，民病口疮，甚则心痛。

岁水不及，湿乃大行，长气反用，其化乃速，暑雨数至，上应镇星，民病腹满身重，濡泄，寒疡流水，腰股痛发，腘、腨、股、膝不便，烦冤，足痿，清厥，脚下痛，甚则胕肿，藏气不政，肾气不衡，上应辰星，其谷秬。上临太阴，则大寒数举，蛰虫早藏，地积坚冰，阳光不治，民病寒疾于下，甚则腹满浮肿[15]，上应镇星，其主黅谷。复则大风暴发，草偃木零，生长不鲜，面色时变，筋骨并辟，肉瞤瘛，目视䀮䀮，物疎璺[16]，肌肉胗发，气并鬲中，痛于心腹，黄气乃损，其谷不登，上应岁星。

【注释】

①中清：中气虚寒的意思。

②谷苍：谷，是五谷；苍，即青色，不成熟之意。

③草木再荣：金气抑木，所以夏秋才荣。

④苍早：青色的草木早早凋亡。

⑤复：抑制得太过，必然有反应，古人称为“复”，有报复的意思，自为母而报复。这里金气抑木，而木生火，火为木之子，起而报复，反应是“炎暑流火”。

⑥下体再生：指草木从根部重新生长。

⑦华实齐化：指开花结果同时出现。

⑧白坚：坚而不实的意思。

⑨物荣而下：指植物由茂盛走向零落。

⑩凝惨：形容严寒天气下的萧条景象。

⑪髋髀如别：别，分离的意思。指髋骨与股部好像裂开一样，不能自由活动。

⑫蛰虫：藏在泥土中冬眠的虫子。

⑬脑户：指头后部。

⑭囟顶：就是头顶。

⑮浮肿：虚肿，水肿。

⑯物踈璺：看东西稀疏破裂，指视物不明。

【译文】

黄帝说：很好。五运不及是怎样的？岐伯回答说：问得真详细啊！木运不及之年，燥金之气就会流行，木的生发之气不能应时来临，所以草木繁荣的时间也会推迟。若燥金之气肃杀太过，那么坚硬的树木的枝条就会折断、枯萎，天上相应的金星就显得分外明亮。人们发病症状多为腹中冷、胁肋疼痛、小腹疼痛、肠鸣、溏泻等。在气候方面表现为时常下冷雨，天上相应的金星光亮增强，谷物减产。若又逢阳明燥气司天，燥气更胜，春生之气不能发挥作用，土气旺盛，致使草木再度繁茂，生长的过程急迫，天上相应的金星、土星就显得光亮增强，属于木气的青色植物会过早地凋零。金气太盛，火气来克制报复它，就将出现炎暑流行，湿润的万物变得干燥，柔嫩脆弱的草木枝叶焦枯，从根部重新长出枝叶，并开花、结果。人们发病症状多为发热恶寒、疮疡、痱、疹、痈、痤等，天上的火星显得光亮增强，而金星的光亮减弱，谷物也因金气受到制约而不容易成熟。露水提前下降，收敛肃杀之气流行，寒冷的雨水连绵不断而损伤万物，味甜色黄的物类常遭到虫害。脾土受到邪气的侵害，火气迟发，属于火的赤色植物，生化的时间较晚，人的心火旺盛的时间也较晚。火气制约金气，白色植物受到抑制，谷物不能成熟。人们发病症状多为咳嗽、鼻塞、流鼻涕等。天上相应的火星光亮增强，而金星光亮减弱。

火运不及之年，寒水之气就会大流行，火气不能发挥正常作用，植物的枝叶就会由繁茂而走向凋零，阴寒凝滞之气过甚，阳气不能化育，于是万物的美丽状态就会被摧毁，天上相应的水星分外明亮。人们发病症状多为胸中疼痛，两胁胀满、疼痛，胸部、背部、肩胛之间以及两臂内侧均感到疼痛，抑郁昏沉，心痛，声音嘶哑，胸腹胀大，胁下与腰背牵引疼痛，甚至不能伸屈，髋部与股部好像要分离一样，天上相应的火星的光亮减弱，水星的光亮增强，红色谷物减产。寒水太盛，会有土气克制报复它，土郁湿蒸，大雨时降。肾气受到抑制，人们发病症状多为大便溏泄，腹部胀满，饮食不下，腹中寒凉，肠鸣，腹泻，腹痛，筋脉拘急，或出现痿病、痹病、双脚不能支撑躯体等病症。天上相应的水星的光亮减弱，土星的光亮增强，黑色谷物减产。

土运不及之年，风气之气就会大流行，土气不能发挥正常的作用，植物的枝叶虽然繁荣茂盛，然而由于动摇太过，所以很多植物只开花而不能结果实。天上相应的木星的光亮增强。人们发病症状多为水谷不化的腹泻、霍乱、肢体沉重、腹痛、筋骨动摇、肌肉酸痛跳动、易怒等病症，由于土气不及而不能制约水气，寒气过早执事，虫类提前蛰伏在土里，人体多患寒病。天上相应的土星的光亮减弱，木星的光亮增强，黄色谷物减产。木气太盛，会有金气来克制报复它，收敛之气严峻，树木凋零。人们发病症状多为胸胁猝然疼痛，并向下牵引小腹，频频叹气。味甜色黄谷类常遭受虫害，使之减产。邪气侵袭人体脾脏，致使人们多有饮食量减少、食而无味的病症。青色的谷物受到损害，天上相应的木星的光亮减弱，金星的光亮增强。若又遇上厥阴风木司天，少阳相火在泉，则流水不能结冰，蛰伏的虫类又出来活动，水脏不能发挥作用，金气不能复胜，天上相应的木星的光亮不变，人们健康无疾病。

金运不及之年，炎热之气大流行，肝木发挥作用，长夏之气专胜，因而万物繁茂，但气候会有干燥炎热之害。天上相应的火星的光亮增强，人体易患肩背沉重、流鼻涕、打喷嚏、便血、泻下如注等病症。秋收之气迟于时令而到，使白色的谷物欠收，天上相应的金星的光亮减弱。火气太盛，会有寒水之气来克制报复它，于是寒雨暴至，冰雹霜雪降落，损害万物，人体多出现阴寒盛于下部，而格拒阳气，阳气上浮，致使头后部疼痛并延及头顶，身体发热，天上相应的水星的光亮增强。水盛火衰，红色谷物减产，人多病口舌生疮，甚至发生心痛。

水运不及之年，土湿之气就会大流行，水气衰而不能制约火气，火气反而发挥其作用，使万物生化过程加速，气候炎热，热雨频降，天上相应的土星的光亮增强。人们发病症状多为腹部胀满，身体困重，水泻，阴疮流脓清稀如水，腰部和股部疼痛，下肢行动不便，心中烦闷，两足痿弱，手足清冷，脚底疼痛，甚至足背浮肿等病症。冬藏之气不能发挥作用，肾气不能保持平衡，天上相应的水星的光亮减弱，黑色谷物欠收。若又遇上太阴湿土司天，太阳寒水在泉，寒湿大盛，于是严寒屡次侵袭，虫类提前蛰伏，地面凝结成坚硬的冰块，天上的太阳也不能发挥其作用。人们多患下部寒冷，严重的会出现腹部胀满、浮肿。天上相应的土星的光亮增强，黄色谷物不能成熟。土气过盛，会有风木之气来克制报复它，因而大风暴发，草木倒卧，枝叶凋零，生长不繁盛。人们发病症状多为面色萎黄无光，筋骨拘急疼痛，肌肉抽搐，双目视物不清，甚至出现复视，肌肉上出现风疹。若邪气向内侵袭于膈中，心腹部便会疼痛。木气盛而土气受损，黄色谷物减产。天上相应的木星格外明亮。

五运不及的本脏、所胜他脏和复气所伤之脏发病表

五运	发病之脏	本脏自病	所胜他脏之病	复气所伤之病
木运不及	肝、肺、心	胠胁少腹疼痛	腹中清、肠鸣溏泄等	寒热疮疡、疿疹痈痤等
火运不及	心、肾、脾	昏或悲忘等	胸中痛、胁支满、两胁痛、膺背痛、胛间肩、两臂内痛、郁冒朦昧、心痛暴喑、胸腹大、胁下与腰背相引而痛、屈不能伸、髋髀如别等	鹜溏腹满、食饮不下、寒中肠鸣、泄注腹痛、暴挛、痿痹、足不任身等
土运不及	脾、肝、肺	留满痞寒、寒湿疮痈等	飧泄霍乱、体重腹痛、筋骨繇复、肌肉瞤酸、善怒等	胸胁暴痛下引少腹、善太息等
金运不及	肺、心、肾	咳喘等	肩背瞀重、鼽嚏、血便注下等	口疮、心痛等
水运不及	肾、脾、肝	燥槁癃闭等	腹满身重、濡泄、寒疡流水、腰股痛发、腘腨股膝不便、烦冤、足痿、清厥、脚下痛跗肿等	面色时变、筋骨并辟、肉瞤瘛、目视䀮䀮、物疎璺、肌肉胗发、气并膈中、痛于心腹等

五运之气不及与四时的关系

【原文】

帝曰：善。愿闻其时也。岐伯曰：悉哉问也！木不及，春有鸣条律畅之化①，则秋有雾露清凉之政，春有惨凄残贼之胜，则夏有炎暑燔烁之复，其眚东，其脏肝，其病内舍胠胁，外在关节。

火不及，夏有炳明光显之化，则冬有严肃霜寒之政，夏有惨凄凝冽之胜，则不时有埃昏大雨之复，其眚南，其脏心，其病内舍膺胁，外在经络。

土不及，四维②有埃云润泽之化，则春有鸣条鼓拆之政，四维发振拉飘腾之变，则秋有肃杀霖霪③之复，其眚四维，其脏脾，其病内舍心腹，外在肌肉四肢。

金不及，夏有光显郁蒸④之令，则冬有严凝整肃之应，夏有炎烁燔燎之变，则秋有冰雹霜雪之复，其眚西，其脏肺，其病内舍膺胁肩背，外在皮毛。

水不及，四维有湍润埃云之化，则不时有和风生发之应，四维发埃昏骤注之变，则不时有飘荡振拉之复，其眚北，其脏肾，其病内舍腰脊骨髓，外在溪谷踹膝。

夫五运之政，犹权衡⑤也，高者抑之，下者举之，化者应之，变者复之，此生长化成收藏之理，气之常也，失常则天地四塞矣。故曰：天地之动静，神明为之纪，阴阳之往复，寒暑彰其兆。此之谓也。

【注释】

①鸣条律畅之化：鸣条律畅，惠风畅鸣，春风和气，形容春天正常的

时令。之化，指时令正常，即春天有正常的时令气候特点。“秋有雾露清凉之政”“春有惨凄残贼之胜”“夏有炎暑燔烁之复”“夏有炳明光显之化”等，后文在关于季节、时令的论述中都有类似此解。

②四维：指四季。土居中央，各主四时之末十八日。

③霖霪：指久雨成灾。

④郁蒸：闷热，水气郁闷而蒸腾。

⑤犹权衡：权，指秤砣；衡，指秤杆。像秤砣、秤杆一样保持平衡。

【译文】

黄帝说：好。希望听您讲一讲五气与四时的关系是怎样的。岐伯回答说：问得真详细啊！木运不及，在正常情况下，春季会出现春风和畅、鸟语花香的正常生化之气，秋季会出现雾露清凉的正常气象；如果金气来克制，那么春天就会出现寒冷凄凉的异常现象，夏天就会有炎热的气候。灾害发生在东方，人体则多出现肝病，病邪在内表现在胸胁，在外表现在筋骨关节。

火运不及，在正常情况下，夏季会有明亮显耀的正常生化之气，冬天则有霜雪严寒的正常气候；如果水气来克制，夏天就会出现凄凉寒冷的异常气候，到了长夏，必然会有湿气郁蒸，随时会有尘埃昏蒙、大雨倾盆而降的变化。灾害发生在南方，人体则多出现心病，病邪在内表现在胸胁，在外表现在经络。

土运不及，在正常情况下，春、夏、秋、冬四季之末的各十八日，都会有湿润之气，春季会有风和鸟鸣、万物萌芽破土而出的正常气象；如果木气来克制，在相应的四季之末，就会有风沙飞扬、折草摇木的异常现象，秋季就会出现肃杀、久雨不止的现象。灾害发生东南、西南、东北、西北四方，人体则多出现脾病，病邪在内表现在心腹，在外表现在肌肉四肢。

金运不及，在正常情况下，夏季会有光明炎热、草木郁郁葱葱的繁荣景象，冬季会有严寒整肃的正常气候；如果火气来克制，夏天就会出现炎热火燎的异常气候，秋季就会出现冰雹霜雪的变化。灾害发生在西方，人体则多出现肺病，病邪在内表现在胸胁肩背，在外表现在皮毛。

水运不及，在正常情况下，于四季之末都会有湿润之气随时发生，出现和风生发的正常气候；如果土气来克制，四季之末就会出现湿气郁蒸、天空昏暗、暴雨倾盆的异常变化，随时会有风沙飞扬、摧折树木的情况。灾害发生在北方，人体则多出现肾病，病邪在内表现在腰脊骨髓，在外表现在肌肉和脚膝等部位。

五运之气的变化，就犹如秤杆和秤锤一样应保持平衡，太过的就会受到抑制，不及的就会得到扶助。正常的生化之气的变化，会出现正常的感应；异常急骤的变化，会有相应之气产生，促使它恢复正常。这是万物生、长、化、收、藏的自然规律，生态平衡的内在依据。若五运之气的运行违背了这个规律，那么天地之气的升降运动就会闭塞不通。所以说，天地的运动变化是通过日月星辰的运动而表现出来的；阴阳的消长往复则是通过寒暑的变迁而表现出来的。这是大自然的规律啊，就是讲的这个道理。

五运之气不及与四时的关系

五运之气的变化会影响自然气候的变化，具体到某一季节的气候，还要看克己之运气是否来克。

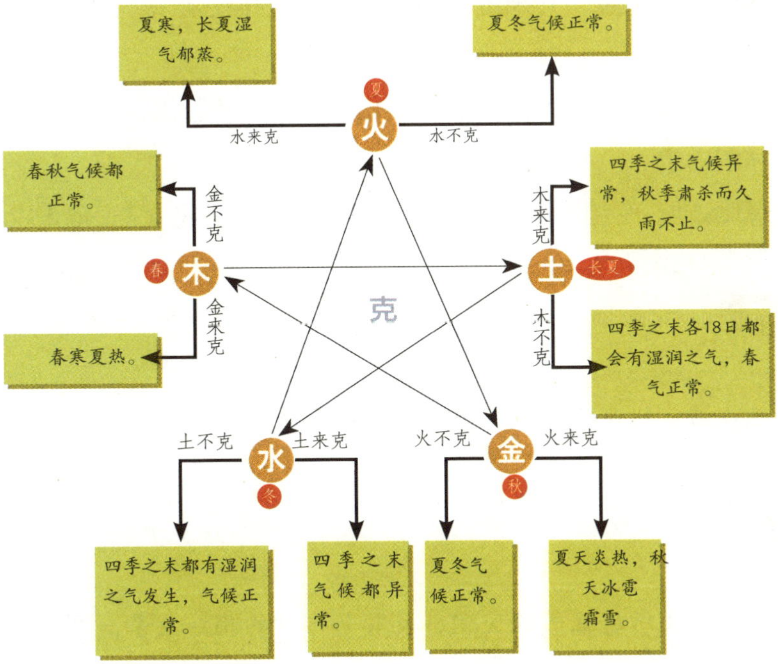

五气变化与灾害的预测

【原文】

帝曰：夫子之言五气之变，四时之应，可谓悉矣。夫气之动乱，触遇而作，发无常会，卒然灾合，何以期之？岐伯曰：夫气之动变，固不常在，而德化政令灾变，不同其候也。

帝曰：何谓也？岐伯曰：东方生风，风生木，其德敷和，其化生荣，其政舒启①，其令风，其变振发，其灾散落。

南方生热，热生火，其德彰显，其化蕃茂，其政明曜，其令热，其变销烁，其灾燔焫。

中央生湿，湿生土，其德溽蒸，其化丰备，其政安静，其令湿，其变骤注，其灾霖溃。

西方生燥，燥生金，其德清洁，其化紧敛，其政劲切，其令燥，其变肃杀，其灾苍陨。

北方生寒，寒生水，其德凄沧，其化清谧，其政凝肃，其令寒，其变溧冽，其灾冰雪霜雹。

是以察其动也，有德有化，有政有令，有变有灾，而物由之，而人应之也。

【注释】

①舒启：启，打开的意思；舒启，指舒展打开。

【译文】

黄帝说：先生所讲五气的变化，及其与四时的相应关系，可以说很详尽了。既然五气发生混乱变异是互相遇合而发生的，发作又没有规律，那对于突然产生灾害，应怎样去预测呢？岐伯回答说：五气的异常变动，固然不是经常存在的，然而它们的特性、生化的作用、治疗的方法与表现，及一定的损害作用和变异，都可以从不同的物候变化上表现出来。

黄帝又问：有哪些不同呢？岐伯回答说：风生于东方，风能使木气旺盛。木的特性是柔和地散发，它的生化作用是滋生荣盛，它的职责是舒展阳气，宣通筋络，其表现是风气，它的异常变化是发散太过而动荡不宁，引起的灾害是使草木摧残散落。

热生于南方，热能使火气旺盛。火的特性是光明显著，它的生化作用

五运之气的平衡

五运之气的运行，就像秤杆和秤锤一样维持着一种平衡状态。当一气太过或不及时，就会有其相克或相生的气活跃起来，或者抑制它，或者抬举它。如图所示：

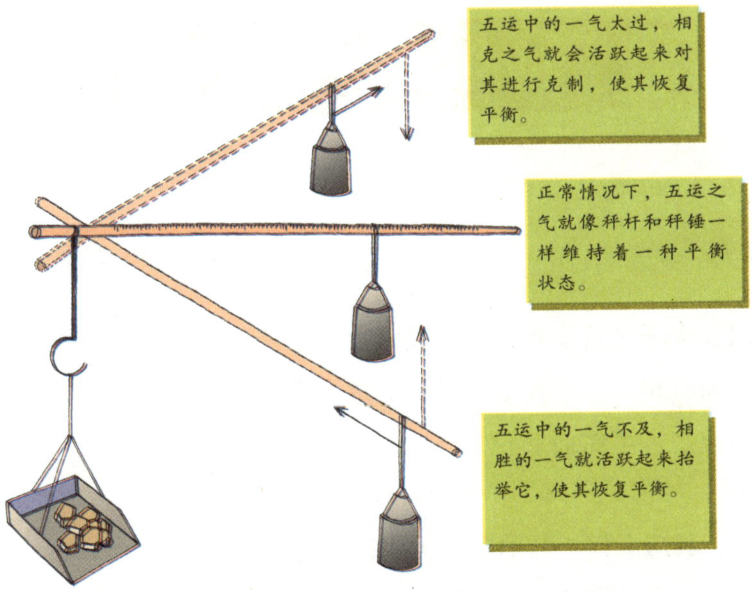

总之，自然界就是在“高者抑之，下者举之，化者应之，变者复之”的情况下维持着一种平衡。

是繁荣茂盛，它的职责是明亮光耀，其表现是热气，它的异常变化是销烁煎熬，引起的灾害是焚烧。

湿生于中央，湿能使土气旺盛。土的特性是湿蒸润泽，它的生化作用是充实丰满，它的职责比较安静，其表现是湿气，它的异常变化是急剧的暴风雨，引起的灾害是久雨不止，泥烂堤崩。

燥生于西方，燥能使金气旺盛。金的特性是清洁凉爽，它的生化作用是紧缩收敛，它的职责是刚强锐急的，其表现是燥气，它的异常变化是肃杀，引起的灾害是干枯凋落。

寒生于北方，寒能使水气旺盛。水的特性是寒冷的，它的生化作用是清静而安谧的，它的职责是凝固整肃的，其表现是寒气，它的异常变化是剧烈的严寒和冰冻，引起的灾害是冰雹霜雪。

所以，观察五气的运动变化，了解它们各自的特性、生化、职责、表现、变异、灾害等情况，从物候找到征象，而使人与之相应。

五星的运转与善、恶

【原文】

帝曰：夫子之言岁候，其不及太过而上应五星。今夫德化政令，灾眚变易，非常而有也，卒然而动，其亦为之变乎。岐伯曰：承天而行之，故无妄动，无不应也。卒然而动者，气之交变也，其不应焉。故曰：应常不应卒。此之谓也。

帝曰：其应奈何？岐伯曰：各从其气化也。

帝曰：其行之徐疾逆顺何如？岐伯曰：以道留久，逆守而小，是谓省下。以道而去，去而速来，曲而过之，是谓省遗过也。久留而环，或离或附，是谓议灾与其德也。应近则小，应远则大。芒而大，倍常之一，其化甚；大常之二，其眚即发也。小常之一，其化减；小常之二，是谓临视，省下之过与其德也。德者福之，过者伐之。是以象之见也，高而远则小，下而近则大，故大则喜怒迩，小则祸福远。岁运太过，则运星北越，运气相得，则各行以道。故岁运太过，畏星①失色，而兼其母②，不及，则色兼其所不胜。肖者瞿瞿，莫知其妙，闵闵之当，孰者为良，妄行无征，示畏侯王。

【注释】

①畏星：指被克的星。如木运太过，土星就是畏星；土运太过，水星便为畏星。

②其母：这里指畏星之母。

【译文】

黄帝说：先生讲过五运的不及和太过的各种变化，与天上的五星相应。现在五运的特性、作用、职责、表现、灾害、变异等，并不是按常规发生的，而是突然的变化，五星是不是也会随之变动呢？岐伯回答说：五星是随着天体而运行的，所以不会随意变动，与五运规律是相应的。突然而来的变动，是气交所发生变化，所以五星不会受影响。因此说：常规发生是相应的，突然发生是不相应的，就是这个意思。

黄帝说：五星怎样与五运相应呢？岐伯回答说：五行与五运相应，是根据气的生化规律表现出来的。

黄帝说：五星运行的徐缓迅速、逆行顺行是怎样的呢？岐伯回答说：五星在轨道上运行，逆行停留而光芒变小，名叫省下；如果在其轨道上去而速回，或迂回而行的，称为省遗过；如果久延不进而回环旋转，似去似来的，称为议灾或议德。气候的变化近则小，变化远则大。如果光芒大于正常一倍的，说明气化旺盛；大于平常二倍的，灾害立即就会到来。小于正常一倍的，说明气化作用减退；小于正常二倍的，称为临视。好像亲临视察下面的德与过，有德的获得幸福，有过失的就要受到惩罚。所以五星之象，如果高而远的，看起来就小；低而近的，看起来就大。因此，星的光芒大，就表示喜怒变化的感应期近；星的光芒小，就表示祸福变化的感应期远。当岁运太过的时候，主运之星就向北越出常道；如果五运之气平和，则五星就运行在正常的轨道上。所以，岁运太过，被克制之星就会暗淡而同时见到母星的颜色；岁运不及，会同时见到运星所不胜之星的光芒。研究天象而不精通天道的人，看见了天象的变化，不知道是什么道理，因此心里非常忧惧，不知道应该怎样应对才好，妄行猜测毫无经验，徒然使侯王畏惧。

【原文】

帝曰：其灾应何如？岐伯曰：亦各从其化也，故时至有盛衰，凌犯有逆顺，留守有多少，形见有善恶，宿属有胜负，征应有吉凶矣。

帝曰：其善恶何谓也？岐伯曰：有喜有怒，有忧有丧，有泽有燥，此象之常也，必谨察之。

帝曰：六者高下异乎？岐伯曰：象见高下，其应一也，故人亦应之。

帝曰：善。其德化政令之动静损益，皆何如？岐伯曰：夫德、化、政、令、灾、变，不能相加也。胜复盛衰，不能相多也。往来小大，不能相过也。用之升降，不能相无也。各从其动而复之耳。

帝曰：其病生何如？岐伯曰：德化者气之祥，政令者气之章，变易者复之纪，灾眚者伤之始，气相胜者和，不相胜者病，重感于邪则甚也。

帝曰：善。所谓精光之论，大圣之业，宣明大道，通于无穷，究于无极也。余闻之，善言天者，必应于人，善言古者，必验于今，善言气者，必彰[①]于物，善言应者，同天地之化，善言化言变者，通神明之理，非夫子孰能言至道欤！乃择良兆而藏之灵室，每旦读之，命曰《气交变》，非斋戒不敢发，慎传也。

【注释】

①彰：这里是表现的意思。

【译文】

黄帝又道：怎样认识五星与灾害之应呢？岐伯回答说：也是根据每年的气化。所以说，时令有盛衰，运星的凌犯有逆有顺，留守的时间有长有短，呈现出来的形状有善有恶，星宿生克有胜有负，所应验的兆头就有吉有凶了。

黄帝说：如何辨别五星形象与颜色的善恶呢？岐伯回答说：夜观星象，它们有喜悦，有愤怒，有忧愁，有悲伤，有润泽，有燥乱，这是常见的星象，必须小心观察。

星象图

青龙、白虎、朱雀、玄武为传说中的四方之神，青龙为东方之神、白虎为西方之神、朱雀为南方之神、玄武（龟蛇合体）为北方之神。

古人认为，星象的明暗、善恶等是吉凶的一种预示，并以此来预示灾害等的发生。

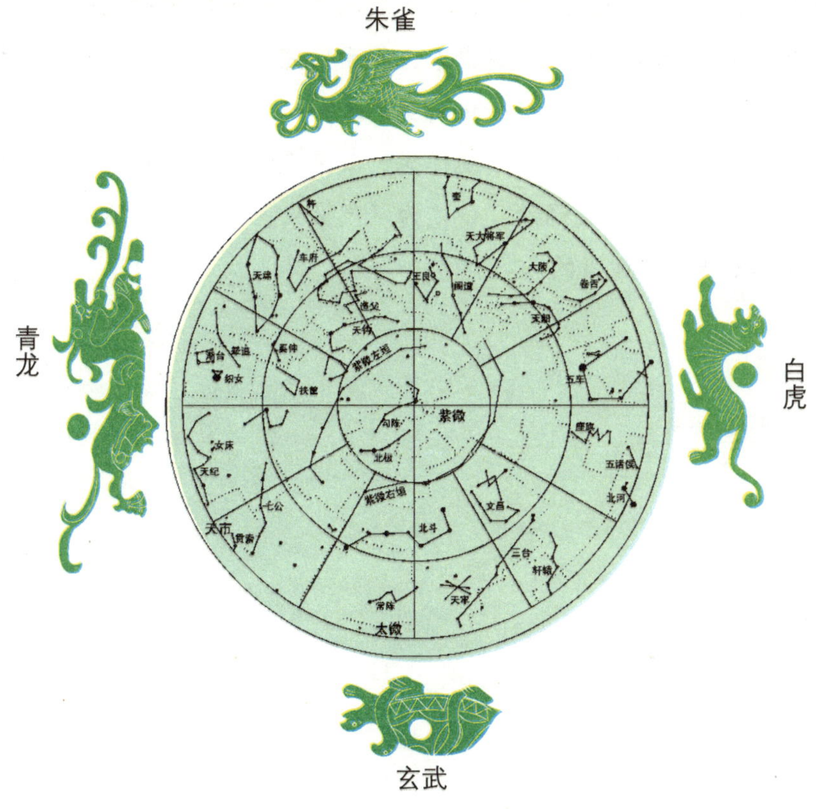

黄帝又道：星象的喜、怒、忧、丧、泽、燥六种变化，对星的高低有无关系？岐伯回答说：五星的形象虽有高低的不同，但其应于物候是一致的，所以人体也是这样相应的。

黄帝说：讲得好。它们的特性、作用、职责、表现等对人体及万物有什么利与害呢？岐伯回答说：五运的特性、作用、职责、表现以及变动、灾害，是不能彼此相加的。胜负和盛衰不能随意增多的，往来大小不能随便超越的，升降作用不会互不存在的，这些都是从运动中所产生出来的。

黄帝说：五运与发病有什么关系呢？岐伯回答说：德化是五气正常的吉祥之兆，政令是五气规则和表现形式，变易是产生胜气与复气的纲纪，灾祸是损伤万物的根源。大凡人的正气能抗拒邪气，就和平无病；不能抗拒邪气就会生病，如果重复感受邪气，病就会加重。

黄帝说：讲得好。这真是精妙高深的理论，神圣的事业，光明至深的自然道理，达到了无穷的境界。我曾听说过，善于研究天文者，必定能从人那里得到应验；善于研究历史者，必定能从今日的现实中得到验证；善于研究气化者，必定能从物象上表现出来；善于研究天人感应者，必定能探求出天地变化的同一性；善于研究生化与变动者，必定能通晓超自然之理。除了先生您，谁能讲清楚如此高深的规律呢！我将选择黄道吉日，将这些言论秘藏于金匮之中，每天早晨诵读，命名为《气交变》。不经过斋戒不敢随便打开，并谨慎地传授给适当的人。

五常政大论

导读：本篇主要论述五运六气的变化对自然界和人类的影响，包括五运平气、不及、太过时的标志和自然界所出现的现象，不同地区、地势的高低等对人的健康和治病规律的影响，司天之气对五脏变化的影响，运气变化对动物和自然界生化的影响，六气的变化对疾病治疗和用药遵循的原则。

五运的平气、不及和太过

【原文】

黄帝问曰：太虚寥廓[1]，五运回薄[2]，衰盛不同，损益相从，愿闻平气何如而名？何如而纪也？岐伯对曰：昭乎哉问也！木曰敷和，火曰升明，土曰备化，金曰审平，水曰静顺。

帝曰：其不及奈何？岐伯曰：木曰委和，火曰伏明，土曰卑监，金曰从革，水曰涸流。

帝曰：太过何谓？岐伯曰：木曰发生，火曰赫曦，土曰敦阜，金曰坚成，水曰流衍。

【注释】

①太虚寥廓：太虚，即太空。意为太空无穷的广大。

②五运回薄：回，轮回运转之义。薄，同迫，及、至之义。指五运往返，运动不息。

【译文】

黄帝说：宇宙深远广阔无边，五运循环不息。其中有兴盛与衰减的不同，随之而有损益的差别，请您告诉我五运中的平气，是怎样命名的？又有哪些规律呢？岐伯回答说：您问得真有意义啊！所谓平气，木运平气散布着温和之气，使万物荣华，称做敷和；火运平气，明朗而有盛长之气，使万物繁茂，称做升明；土运平气，具备着生化万物之气，使万物具备形体，称做备化；金运平气，发着宁静和平之气，使万物结实，称做审平；水运平气，有着寂静和顺之气，使万物归藏，称做静顺。

黄帝说：五运不及又是怎样的呢？岐伯回答说：木运不及，无阳和之气，使万物萎靡不振，称做委和；火运不及，少温暖之气，使万物暗淡无光，称做伏明；土运不及，无生化之气，使万物痿弱无力，称做卑监；金运不及，无坚硬之气，使万物质松无弹力，称做从革；水运不及，无封藏之气，使万物干枯，称做涸流。

黄帝说：五运太过又是怎样的呢？岐伯回答说：木运太过，过早地散布温和之气，使万物提早发育，称做发生；火运太过，散布着强烈的火气，使万物烈焰不安，称做赫曦；土运太过，有着浓厚坚实之气，反使万物不能成形，称做敦阜；金运太过，有着强硬之气，使万物刚直，称做坚成；水运太过，有溢满之气，使万物漂流不能归宿，称做流衍。

五运平气之年的表现

【原文】

帝曰：三气[①]之纪，愿闻其候。岐伯曰：悉乎哉问也！

敷和之纪，木德周行，阳舒阴布，五化[②]宣平，其气端，其性随，其用曲直，其化生荣，其类草木，其政发散，其候温和，其令风，其脏肝，肝其畏清，其主目，其谷麻，其果李，其实核，其应春，其虫毛，其畜犬，其色苍，其养筋，其病里急支满，其味酸，其音角，其物中坚，其数八[③]。

升明之纪，正阳而治，德施周普，五化均衡，其气高，其性速，其用燔灼，其化蕃茂，其类火，其政明曜，其候炎暑，其令热，其脏心，心其畏寒，其主舌，其谷麦，其果杏，其实络，其应夏，其虫羽，其畜马，其色赤，其养血，其病瞤瘛，其味苦，其音徵，其物脉，其数七。

备化之纪，气协天休，德流四政，五化齐修，其气平，其性顺，其用高下，其化丰满，其类土，其政安静，其候溽蒸，其令湿，其脏脾，脾其畏风，其主口，其谷稷，其果枣，其实肉，其应长夏，其虫倮，其畜牛，其色黄，其养肉，其病否，其味甘，其音宫，其物肤，其数五。

审平之纪，收而不争，杀而无犯，五化宣明，其气洁，其性刚，其用散落，其化坚敛，其类金，其政劲肃，其候清切，其令燥，其脏肺，肺其畏热，其主鼻，其谷稻，其果桃，其实壳，其应秋，其虫介，其畜鸡，其色白，其养皮毛，其病咳，其味辛，其音商，其物外坚，其数九。

静顺之纪，藏而勿害，治而善下，五化咸整，其气明，其性下，其用沃衍，其化凝坚，其类水，其政流演，其候凝肃，其令寒，其脏肾，肾其畏湿，其主二阴，其谷豆，其果栗，其实濡，其应冬，其虫鳞，其畜彘，其色黑，其养骨髓，其病厥，其味咸，其音羽，其物濡，其数六。

故生而勿杀，长而勿罚，化而勿制，收而勿害，藏而勿抑，是谓平气。

【注释】

①三气：指平气、太过和不及之气。

②五化：指生、长、化、收、藏五个生化阶段。

③其数八：河图之数，数八指代东方数理特征。

【译文】

黄帝说：五运的平气、太过、不及的名称我已经知道了，还想听听它们各有什么标志，以及它们的外在表现是怎么样的。岐伯回答说：您问得真详细啊！

在木运平气的敷和之年，木气的作用就可以周行于四方上下，阳气舒畅，阴气散布，五行的气化都能发挥其正常的功能。它的化生之气使万物繁荣旺盛，它的作用如树木枝干的曲直自由伸展，它的生化能使万物繁荣，它在物类上属于草木类，它的职能为发散，它的气候特性为温和，它的表现为风气，它与人体五脏之肝脏相应，肝木受克制于清凉的肺金，肝开窍于目。它与五谷之麻相对应，与五果之李相对应，与果实之核仁相对应，与四季之春季相对应，与虫类之毛虫相对应，与牲畜之犬相对应。它的颜色为青色，它的精气能滋养充实人体的筋脉，它所引发的疾病是腹部拘急胀满，它在五味中为酸，在五音中为角，在物体中属于中央坚实的一类，它在五行中成数为八。

在火运平气的升明之年，正阳之气旺盛，火气的作用就可以普施于四周，使生、长、化、收、藏五气皆能化生均衡发展，火气升腾而上，其性质迅速敏捷，它的作用表现为烧灼，它的化生之气使万物茂盛繁荣，它在物类上属于火类，它的职能为光明照耀，它的气候特性为炎暑，它的表现为热气，它与人体五脏之心脏相应，心火受克制于寒凉的肾水，心开窍于舌。它与五谷之麦相对应，与五果之杏相对应，与果实之果络相对应，与四季之夏季相对应，与虫类之羽虫相对应，与牲畜之马相对应。它的颜色为红色，它的精气能滋养充实人体的血液，它所引发的疾病是肌肉跳动，肢体抽搐，它在五味中为苦，在五音中为徵，在物体中属于脉络一类，它在五行中成数为七。

在土运平气的备化之年，天地之气协调而成其美，土气的作用就可以布达于四方，使生、长、化、收、藏五气皆能化生完美发展，土气平和敦厚，其性质柔顺，它的作用表现为能高能低，它的化生之气使万物成熟丰满，它在物类上属于土类，它的职能为安静，它的气候特性为湿热，它的表现为湿气，它与人体五脏之脾脏相对应，脾土受克制于风木之气，脾开窍于口。它与五谷之稷相对应，与五果之枣相对应，与果实之果肉相对应，与时令之长夏相对应，与虫类之倮虫相对应，与牲畜之牛相对应。它的颜色为黄色，它的精气能滋养充实人身的肌肉，它所引发的病变为窒塞不通，它在五味中为甘，在五音中为宫，在物体中属于肌肤一类，它在五行中成数为五。

在金运平气的审平之年，天地之气收敛而不争夺，肃杀而无侵犯，使生、长、化、收、藏五气皆能化生宣畅而清洁，金气洁白清明，其性质刚强，它的作用表现为能使万物散落，它的化生之气使万物收敛坚实，它在物类上属于金类，它的职能为刚劲清肃，它的气候特性为清凉急切，它的表现为燥气，它与人体五脏之肺脏相对应，肺金受克制于心火之气，肺开窍于鼻。它与五谷之稻相对应，与五果之桃相对应，与果实之果壳相对应。与四

五运三气之纪

下图形象地说明了运气的变化对气候和人的影响。如水运太过之年名“流衍”，表示水满出堤坝而妄流的情形；水运平气之年名“静顺”，好像我们在堤岸上漫步，河水在静静地顺着河道流淌的安宁景象；水运不及之年用“涸流”，是形容河水减少或出现断流的样子（三气指的是一年中的平气、太过与不及三种情况）。

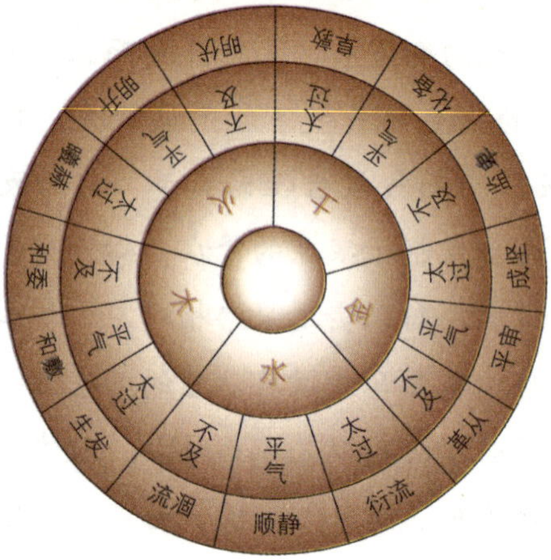

张介宾《类经图翼》三气歌

敷和发生委和木，升明赫曦伏明火。
审平坚成从革金，备化敦阜卑监土。
静顺流衍涸流水，平气太过不及数。

五运当令之年的表现

种类		五运之间的关系及对自然界的影响
木当令之年	木不及	生气不用，土气上扬，金气提前，化生加速。
	木气平	化生宣畅，万物繁荣旺盛。
	木太过	阳气过盛大而布散，土气被克，木气畅达而土气疏松，化生提前。
火当令之年	火不及	长气不用，水气布散，金气为用，土气被抑，化生受到影响。
	火气平	化生均衡，万物繁荣茂盛。
	火太过	阳气升腾而酷热，长气盛而使万物繁茂。
土当令之年	土不及	土气不用，木气独胜，万物生而不化。
	土气平	生化完美，万物成熟丰满。
	土太过	土的化气布散，万物充实而盈满，大雨不时而降。
水当令之年	水不及	水寒之气施布，火气被抑，天地严寒凝结。
	水气平	化生完整，万物凝固坚硬。
	水太过	水气不用，土气旺盛，长气布散，化生反常。
金当令之年	金不及	阳气收而阴气盛，燥金之气为用，化生提前。
	金气平	化生宣畅，万物收敛坚实。
	金太过	金气被抑，木气为用，火气盛而生土，化生太过。

季之秋季相对应，与虫类之介虫相对应，与牲畜之鸡相对应。它的颜色为白色，它的精气能滋养充实人体的皮毛，它所引发的病变为咳嗽，它在五味中为辛，在五音中为商，在物体中属于外壳坚硬一类，它在五行中成数为九。

在水运平气的静顺之年，天地之气闭藏但不伤害万物，生化而乐于下行，使生、长、化、收、藏五气皆能化生完整而无太过与不及的现象，水气清净明亮，其性质润滑向下运行，它的作用表现为满溢灌溉，它的化生之气使万物凝固坚硬，它在物类上属于水类，它的职能为水源不竭、川流不息，它的气候特性为严寒肃静，它的表现为寒气，它与人体五脏之肾脏相对应，肾水受克制于湿土之气，肾开窍于前后二阴。它与五谷之豆相对应，与五果之栗相对应，与果实之果汁相对应，与四季之冬季相对应，与虫类之鳞虫相对应，与牲畜之猪相对应。它的颜色为黑色，它的精气能滋养充实人体的骨髓，它所引发的病变为手足厥冷，它在五味中为咸，在五音中为羽，在物体中属于柔软一类，它在五行中成数为六。

所以，如果五运是平年，主生的木气主时，就没有金气的肃杀；主长的火气主时，就没有水气的讨伐；主化的土气主时，就没有木气的制止；主收的金气主时，就没有火气的残害；主藏的水气主时，就没有土气的抑制，这都称为平气。

五运不及之年的表现

【原文】

委和之纪，是谓胜生，生气不政，化气乃扬，长气自平，收令乃早，凉雨时降，风云并兴，草木晚荣，苍干凋落，物秀而实，肤肉内充，其气敛，其用聚，其动緛戾拘缓，其发惊骇，其脏肝，其果枣李，其实核壳，其谷稷稻，其味辛酸，其色白苍，其畜犬鸡，其虫毛介，其主雾露凄沧，其声角商，其病摇动注恐，从金化也，少角与判商同，上角与正角同，上商与正商同，其病肢废、痈肿、疮疡，其甘虫，邪伤肝也，上宫与正宫同，萧飋[①]肃杀则炎赫沸腾，眚于三[②]，所谓复也，其主飞蠹蛆雉乃为雷廷。

伏明之纪，是谓胜长，长气不宣，藏气反布，收气自政，化令乃衡，寒清数举，暑令乃薄，承化物生，生而不长，成实而稚，遇化已老，阳气屈伏，蛰虫早藏，其气郁，其用暴，其动彰伏变易，其发痛，其脏心，其果栗桃，其实络濡，其谷豆稻，其味苦咸，其色玄丹，其畜马彘，其虫羽鳞，其主冰雪霜寒，其声徵羽，其病昏惑悲忘，从水化也，少徵与少羽同，上商与正商同，邪伤心也，凝惨凛冽则暴雨霖霪，眚于九，其主骤注雷霆震惊，沉雾淫雨。

卑监之纪，是谓减化，化气不令，生政独彰，长气整，雨乃愆，收气平，风寒并兴，草木荣美，秀而不实，成而粃也，其气散，其用静定，其动疡涌，分溃痈肿，其发濡滞，其脏脾，其果李栗，其实濡核，其谷豆麻，其味酸甘，其色苍黄，其畜牛犬，其虫倮毛，其主飘怒振发，其声宫角，其病流满否塞，从木化也，少宫与少角同，上宫与正宫同，上角与正角同，其病飧泄，邪伤脾也，振拉飘扬则苍干散落，其眚四维，其主败折虎狼，清气乃用，生政乃辱。

从革之纪，是谓折收，收气乃后，生气乃扬，长化合德，火政乃宣，庶类以蕃，其气扬，其用躁切，其动铿禁瞀厥，其发欬喘，其脏肺，其果李杏，其实壳络，其谷麻麦，其味苦辛，其色白丹，其畜鸡羊，其虫介羽，其主明曜炎烁，其声商徵，其病嚏咳鼽衄[③]，从火化也，少商与少徵同，上商与正商同，上角与正角同，邪伤肺也，炎光赫烈则冰雪霜雹，眚于七，其主鳞伏彘鼠，岁气早至，乃生大寒。

涸流之纪，是谓反阳，藏令不举，化气乃昌，长气宣布，蛰虫不藏，土润水泉减，草木条茂，荣秀满盛，其气滞，其用渗泄，其动坚止，其发燥槁，其脏肾，其果枣杏，其实濡肉，其谷黍稷，其味甘咸，其色黅玄，其畜彘牛，其虫鳞倮，其主埃郁昏翳，其声羽宫，其病痿厥坚下，从土化也，少羽与少宫同，上宫与正宫同，其病癃闷，邪伤肾也，埃昏骤雨则振拉摧拔，眚于一，其主毛湿狐貉，变化不藏。

故乘危而行，不速而至，暴虐无德，灾反及之，微者复微，甚者复甚，气之常也。

五运不及之年的灾害始发方位及季节表

名称	五行属性	年干	灾害始发方位	方位	季节
委和之纪	木运不及	丁	眚于三	东方	春
伏明之纪	火运不及	癸	眚于九	南方	夏
卑监之纪	土运不及	己	眚于四维	中央	长夏
从革之纪	金运不及	乙	眚于七	西方	秋
涸流之纪	水运不及	辛	眚于一	北方	冬

【注释】

①萧飋：同“萧瑟”，多指秋天气象。

②眚于三：三，指洛书之数，代指方位。即灾变发生在东方。

③鼽衄（qiú nǜ）：证名。指鼻塞而出涕血的症状。

【译文】

在木运不及的委和之年，木的生气被金气所克制，所以又叫胜生。木的生气不能发挥其作用，土气失去应有的制约，于是化气上扬，属于火的长气自然平静，属于金的收气提前到来，凉雨不时下降，风云兴起，生气不足使草木的繁荣推迟，收气早来使草木易干枯凋落，因化气与收气旺盛，致使植物开花吐穗结果的生化过程迅速，肌肤皮肉坚实。委和之气收敛，它的作

五运不及之年的表现

种类	五运之间的关系	对自对然界的影响	对人的影响
木运不及	土气失去抑制，金气胜	化生加速	肝脏容易受邪
火运不及	金气失去抑制，水气胜	化生受抑	心脏容易受邪
土运不及	水气失去抑制，木气胜	生而不化	脾脏容易受邪
金运不及	木气失去抑制，火气胜	化生旺盛	肺脏容易受邪
水运不及	火气失去抑制，土气胜	化生推迟	肾脏容易受邪

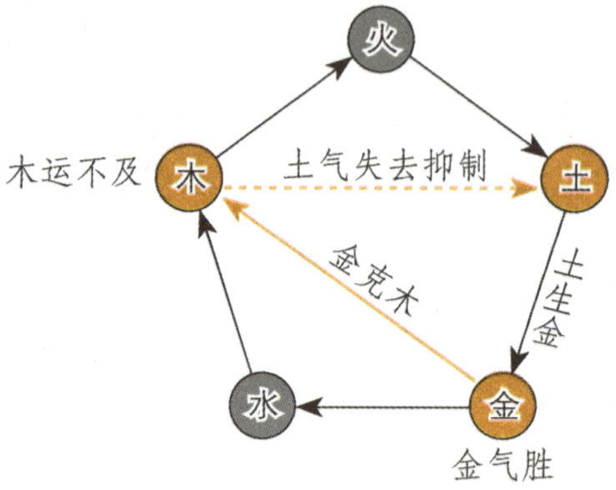

用表现是聚合不散，当它发生变动时，人体筋脉拘急收缩或弛缓，甚至出现易惊骇的症状。它与人体肝脏相对应，与果类之枣、李相对应，与果实之果仁、果壳相对应，与谷类之稷、稻相对应，它在五味中为酸、辛，它的颜色为苍白色，它与牲畜之犬、鸡相对应，与虫类之毛虫、介虫相对应，它的气候表现为雾露寒凉，它在五音中为角、商，它所引发的病变为抽搐、暴怒和恐惧不安，这都是木运不及、金来克木的缘故。这时，少角与半商、上角与正角、上商与正商均相同。它的病变多为肢体痿弱、痈肿、疮疡、生虫等，这是由于邪气伤害了肝脏的缘故。上宫与正宫相同。金气太盛，呈现出一片萧瑟肃杀的景象，火复母仇，所以随之又出现火热沸腾之气。它所产生的灾害出现在与木气相应的东方，其后天之数为三。火气来报复时，与火气相应的飞虫、蛀虫、蛆虫和雉鸡随之出现，多产生雷霆。

在火运不及的伏明之年，火的生气被水气所克制，所以又叫胜长。火的长气不得发扬，水的藏气反而布达于各个季节，金的收敛之气自己发挥作用，土的化气的节令受到抑制，寒凉之气频繁出现，暑热之气减弱，万物禀承土的化气而生，但是生而长不大，虽能开花结果，但果实却极其瘦小稚嫩，若遇土气主令时便会衰老，阳气受抑制而不伸展，蛰伏之虫过早潜藏。伏明之气郁而不舒，其作用暴烈，其诱发的动作明显与隐伏交替出现，变幻不定，其病变为有疼痛感。它与人体五脏之心脏相对应，与果类之栗、桃相对应，与果实的丝络、汁液相对应，与谷类之豆、稻相对应，它在五味中为苦、咸，它的颜色为黑色、红色，它与牲畜之马、猪相对应，与虫类之羽虫、鳞虫相对应，它的气候表现为冰雪寒霜，它在五音中为徵、羽，它所引发的病变为昏惑、悲哀、善忘，这都是火运不及从水化而造成的。这时，少徵与少羽、上商与正商均相同。邪气伤害了心脏，水气过盛，阴寒凝聚凄惨，土复母仇，所以随之又出现暴雨倾泻。它所造成的灾害出现在与火气相应的南方，其后天之数为九。土气来报复时，暴雨如注，雷霆闪电，阴云密布，久雨不息。

在土运不及的卑监之年，土的生气为木气所克制，所以又叫减化。土的化气不能发挥其正常的作用，木的生气独胜，木能生火，所以火的长气反而完整如常，雨水失调，过期不降，金的收敛之气平定，风与寒并起，草木虽然繁荣茂盛，但却只开花吐穗而不结果，成实则子粒干瘪，收割时只是秕糠，其气运疏散，它的作用表现为安静、平定，它的变动可使人体产生痈肿、疮疡、流脓溃烂、呕吐，其病发为水气不行而滞留。它与人体五脏之脾脏相对应，与果类之李、栗相对应，与果实之果汁、果仁相对应，与谷物之豆、麻相对应，它在五味中为酸、甜，它的颜色为青色和黄色，它与牲畜之牛、犬相对应，与虫类之倮虫、毛虫相对应，它的气候表现为大风怒吼，震撼暴发，它在五音中为宫、角，它所引发的病变为胀满和痞塞不通，这都是土运不及从木化而造成的。这时，少宫与少角、上宫与正宫、上角与正角均相同。它的病变多为水谷不化的腹泻，这是由于邪气伤害脾脏所致，木气过盛，暴风骤起摧折，植物枯黄散落，金复母仇，草木干枯凋落。它所造成的灾害多出现在与土气相应的东南、东北、西南、西北四方。金气来报复时，多出现败坏毁损，好像遭到虎狼的伤害一般凄惨。由于清凉的金气发挥作用，于是木的生气就被抑制了。

在金运不及的从革之年，金的收气被火气所抑制，所以又叫折收。金收之气推迟来临，木的生气得以宣扬，火气盛而生土，火的长气与土的化气相合，同时发挥作用，火的功用得以宣发，万物因而繁荣茂盛，它的气运发散上升，它的作用表现为躁动急切，它的变动可使人体出现咳嗽、失音、胸闷、气逆等症状。它与人体五脏之肺脏相对应，与果类之李、杏相对应，与果实之果壳、果络相对应，与谷类之麻、麦相对应，它在五味中为苦、辛，它的颜色为白色、红色，它与牲畜之鸡、羊相对应，与虫类之介虫、羽虫相对应，它的气候特性为明朗光曜，赤日炎炎，它在五音中为商、徵，它所引发的病变为打喷嚏、咳嗽、鼻塞、流鼻血，这都是金运不及从火化而造成的。这时，少商与少徵、上商与正商、上角与正角均相同。火邪伤害了肺脏，火气太盛，所以表现为火焰炽热，水复母仇，出现霜雪冰雹的气象。它所产生的灾害多出现在与金气相应的西方，其后天之数为七。水气来报复时，鳞虫、小虫、猪、鼠之类的动物乱窜，寒冷之气提前来临，于是出现严寒的气候。

在水运不及的涸流之年，水不能克制火气，阳气反而过盛，所以又叫反阳。水的藏气不能发挥其作用，而土来制水，土的化气得以昌盛，火的长气则布散畅通，蛰虫推迟潜藏，土地虽润泽，但泉水减少，草木繁密茂盛，万物秀丽丰满，它的作用表现为不能封藏而渗透泄漏，它的变动可使人体大便坚硬不通，而出现干燥焦枯的症状。它与人体五脏之肾脏相对应，与果类之枣、杏相对应，与果实之果汁、果肉相对应，与谷类之黍、稷相对应，它在五味中为甜、咸，它的颜色为黄色、黑色，它与牲畜之猪、牛相对应，与虫类之鳞虫、倮虫相对应，它的气候特性为尘土飞扬，昏蒙不清，它在五音中为羽、宫，它所引发的病变为痿弱、厥逆、大小便不利，这都是水运不及从土化而造成的。这时，少羽与少宫、上宫与正宫均相同，其病变为小便不利，大便硬结不通，这是由于湿邪伤了肾脏的缘故。水运不及而湿土之气过盛，尘土昏蒙，暴雨骤然而至，木复母仇，大风骤起，草木摇动折断。它所产生的灾害多出现在与水气相应的北方，其后天之数为一。毛虫、狐狸、麋鹿之类的动物经常出现在外而不潜藏。

所以，凡运气不及的年份，它所不胜之气便乘虚而入，好像不速之客一样，不请自来，暴虐而无道德。如此肆意伤害的结果，反使灾难降临到自己头上。这是由于子复母仇所致。若其母伤害较轻，那么报复之气也轻微；若其母伤害较重的，那么报复之气也严重，这是运气中的一个正常规律。

五运太过之年的表现

【原文】

发生之纪，是谓启陈，土疏泄，苍气达，阳和布化，阴气乃随，生气淳化，万物以荣，其化生，其气美，其政散，其令条舒，其动掉眩[①]巅疾，其德鸣靡启坼，其变振拉摧拔，其谷麻稻，其畜鸡犬，其果李桃，其色青黄白，其味酸甘辛，其象春，其经足厥阴少阳，其脏肝脾，其虫毛介，其物中坚外坚，其病怒，太角与上商同，上徵则其气逆，其病吐利，不务其德则收气复，秋气劲切，甚则肃杀，清气大至，草木凋零[②]，邪乃伤肝。

赫曦之纪，是谓蕃茂，阴气内化，阳气外荣，炎暑施化，物得以昌，其化长，其气高，其政动，其令鸣显，其动炎灼妄扰，其德喧暑郁蒸，其变炎烈沸腾，其谷麦豆，其畜羊彘，其果杏栗，其色赤白玄，其味苦辛咸，其象夏，其经手少阴太阳、手厥阴少阳，其脏心肺，其虫羽鳞，其物脉濡，其病笑、疟、疮疡、血流、狂妄目赤，上羽与正徵同，其收齐，其病徵，上徵而收气后也，暴烈其政，藏气乃复，时见凝惨，甚则雨水霜雹切寒，邪伤心也。

敦阜之纪，是谓广化，厚德清静，顺长以盈，至阴内实，物化充成，烟埃朦郁，见于厚土，大雨时行，湿气乃用，燥政乃辟，其化圆，其气丰，其政静，其令周备，其动濡积并稸，其德柔润重淖，其变震惊、飘骤、崩溃，其谷稷麻，其畜牛犬，其果枣李，其色黅玄苍，其味甘咸酸，其象长夏，其经足太阴阳明，其脏脾肾，其虫倮毛，其物肌核，其病腹满，四肢不举，大风迅至，邪伤脾也。

坚成之纪，是谓收引，天气洁，地气明，阳气随，阴治化，燥行其政，物以司成，收气繁布，化洽不终，其化成，其气削，其政肃，其令锐切，其动暴折疡疰，其德雾露萧飋，其变肃杀凋零，其谷稻黍，其畜鸡马，其果桃杏，其色白青丹，其味辛酸苦，其象秋，其经手太阴阳明，其脏肺肝，其虫介羽，其物壳络，其病喘喝，胸凭仰息，上徵与正商同，其生齐，其病咳，政暴变则名木不荣，柔脆焦首，长气斯救，大火流，炎烁且至，蔓将槁，邪伤肺也。

流衍之纪，是谓封藏，寒司物化，天地严凝，藏政以布，长令不扬，其化凛，其气坚，其政谧，其令流注，其动漂泄沃涌，其德凝惨寒雰，其变冰雪霜雹，其谷豆稷，其畜彘牛，其果栗枣，其色黑丹龄，其味咸苦甘，其象冬，其经足少阴太阳，其脏肾心，其虫鳞倮，其物濡满，其病胀，上羽而长气不化也，政过则化气大举，而埃昏气交，大雨时降，邪伤肾也。

故曰：天恒其德，则所胜来复，政恒其理，则所胜同化。此之谓也。

五运三纪之名称表

岁运	木	火	土	金	水
太过之岁	发生	赫曦	敦阜	坚成	流衍
不及之岁	委和	伏明	卑监	从革	涸流
平气之岁	敷和	升明	备化	审平	静顺

【注释】

①掉眩：头摇、肢体震颤、头晕目眩之证。因风邪及肝病所致。

②凋零：零落。多指草木花叶。

【译文】

在木运太过的发生之年，叫作启陈。土气疏松虚薄，草木之青气发荣，阳气温和布化于四方，阴气随阳气而动，生气淳厚，化生万物，万物因之而欣欣向荣。其变化为生发，万物得其气则秀丽，其职能为散布，其能表现为舒展畅达，其在人体的变动是眩晕和巅顶部的疾病，其正常的性能是风和日暖，使万物奢靡华丽，推陈出新，它的异常变动是震怒，摧树折木。在谷类是麻、稻，在畜类是鸡、犬，在果类是李、桃，在颜色是青色、黄色、白色三色杂见，在五味是酸、甘、辛，其与春天相应，在人体足厥阴肝经、足少阳胆经相对应，与人体肝脏、脾脏相对应，在虫类是毛虫、介虫，在物体属内外坚硬的一类，若发病则为怒。这是木运太过，是为太角，木太过则相当于金气司天，故太角与上商同。若逢上徵，正当火气司天，木运太过亦能生火，火性上逆，木旺克土，故病发气逆、吐泻。木气太过失去了正常的性能，则金之收气来复，以致发生秋令劲切的景象，甚则有肃杀之气，气候清凉，草木凋零，若为人们的病变，则邪气伤在肝脏。

在火运太过的赫曦之年，由于火的长气旺盛，因而众物繁茂，所以叫作蕃茂。少阴之气从内而化，阳气发扬在外，炎暑的气候施行，万物得以昌盛。其生化之气为成长，火气的性质是上升，其职能是活动不止，其表现为显露声色，其变动能使烧灼发热，并且因为过热而缭乱烦扰，其正常的性能是暑热郁蒸，其变化则为热度高如烈火。在谷类是麦、豆，在畜类是羊、猪，在果类是杏、栗，在颜色是赤色、白色、黑色，在五味是苦、辛、咸，其与夏天相应。它与人体手太阳小肠经、手少阴心经、手厥阴心包经、手少阳三焦经相对应，与人体心脏、肺脏相对应，与虫类之羽虫、鳞虫相对应。它在物体属于脉络、汁液一类，它引发的病变为喜笑无常、疟疾、疮疡、出血、狂妄、眼红等。这时，上羽与正徵相同，火气既平，金不受克，那么收气能正常发挥作用，火受水的克制，易出现筋脉拘急、肢体抽搐、口噤不开等症状。若又遇上少阴君火或少阳相火司天，火盛制金，金收之气便不能及时到来而推迟。火气暴烈伤金，水复母仇，致使出现阴霾凄惨的气象，甚至出现下雨、冰雹、霜雪严寒等情况，多是由于寒气太过伤害心火所造成的。

在土运太过的敦阜之年，土的化气旺盛而布于四方，所以叫作广化。土德厚而清静，可使万物顺应火的长气而形体盈满，土的精气充实于内，万物生化成形，土运太过，湿土之气盛，则烟尘云雾郁蒸笼罩于山陵之上，大雨不时而降，湿气充分发挥作用，燥气退避。它的生化作用是圆润，其气丰厚充盈，它的职能为安静，它的表现为周密完备，它的变动可使人体湿气蓄积，它的特性为柔和润泽，它的异常变动为雷霆震惊，大雨倾盆，山崩土溃，它与谷类之稷、麻相对应，与牲畜之牛、犬相对应，与果类之枣、李相对应。它的颜色为黄色、黑色、青色，它在五味中为甜、咸、酸，其与长夏相应。它与人体足太阴脾经、足阳明胃经相对应，与人体脾脏、肾脏相对应。与虫类之倮虫、毛虫相对应，它在物体上属于肌肉、果核一类，它引发的病变为腹部胀满，手足不能举动。土盛伤水，木复母仇，所以暴风迅速而来，多是由于木气损伤肝脏所造成的。

在金运太过的坚成之年，阳气收敛，阴气主事，所以叫作收引。天气清净，地气明朗，阳热之气跟随在阴气之后施行治化，燥金用事，万物得以收成，金收之气频繁布化，土湿之气不能完成作用。它的生化作用为收成，其气为削减，它的职能为清肃，它的表现为尖锐而刚劲，它的变动可使人体突然折伤，出现疮疡、痨瘵等症状，它的特性为雾露萧瑟，它的异常变动为肃杀凋落。它与谷类之稻、黍相对应，与牲畜之鸡、马相对应，与果类之桃、杏相对应。它的颜色为白色、青色、红色，它在五味中为辛、酸、苦，其与秋季相应，它与手太阴肺经、手阳明大肠经相对应，与人体肺脏、肝脏相对应，与虫类之介虫、羽虫相对应，它在物体上属于果壳、果络一类，它引发的病变为气喘胸闷、呼吸有声、胸部胀满、仰面呼吸。这时，上徵与正商相同，木气与金气同化，引起的病变为咳嗽。金气过盛，金胜克木，致使树木枯槁不荣，柔弱的草类也变得焦枯，金气太盛，火复母仇，暑热之气流行，炎热来临，蔓生的藤草都将枯槁，多是由于火气太盛损伤肺脏所造成的。

在水运太过的的流衍之年，藏气旺盛，万物封闭潜藏，所以叫作封藏。水寒之气主管着万物的生化，天地严寒凝结，水寒之气施布，水胜克火，火长之气不能发扬，水的生化作用为凛寒，其气为坚凝，它的职能为静谧，它的表现为流通灌注，它的变动可使人体腹泻、呕吐涎沫，它的特性为阴寒凝结、凄惨而多寒雾，它的异常变动为霜雪冰雹。它与谷类之豆、稷相对应，与牲畜之猪、牛相对应，与果类之栗、枣相对应，它的颜色为黑色、红色、黄色，它在五味中为咸、苦、甜，它与冬季相应。它与人体足少阴肾经、足太阳膀胱经相对应，与人体肾脏、心脏相对应，与虫类之鳞虫、倮虫相对应，它在物体上属于浆汁、肌肉一类，它引发的病变为胀满。若又遇上太阳寒水司天，寒水之气更盛，火的长气被抑制而不能正常发挥作用。水气过盛伤火，土复母仇，于是尘埃昏蒙，湿气散漫于天地之间，大雨不时而降，多是由于土气过盛损伤肾脏所造成的。

所以，运气太过而不能发挥自己的正常作用，如恃强凌弱，那么所胜之气就必来进行报复；如果五运之气正常地发挥作用，即使所胜之气来侵犯，也可能与主岁之气同化。讲的就是这个道理。

地理位置影响人的发病

生活在不同地区的人，由于地理环境不同、气候不同，饮食习惯不同，所产生的疾病也不一样，治疗方法也有别。

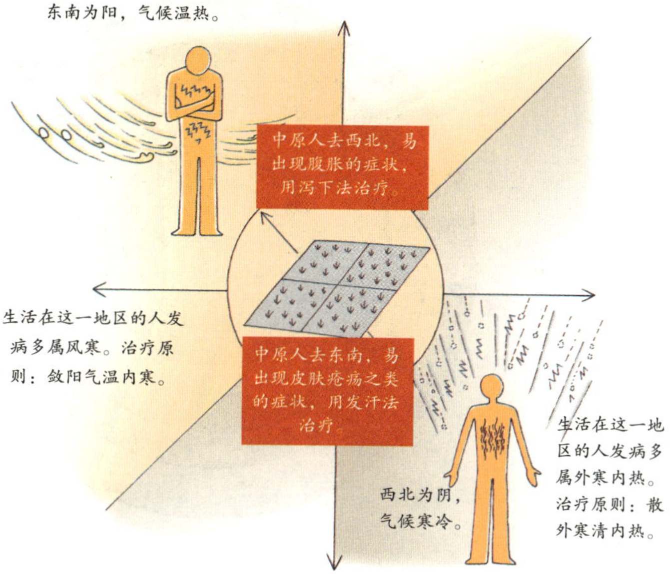

二十四气斗

我国古代的历法，一年分四季，每季又分“孟、仲、季”三个月，四季合十二个月。24节气的划分，具有天文、气候和物候学上的意义。我国古代根据初昏时北斗星斗柄所指的二十八星宿方位，将一回归年365.25日平分为十二个月，月初为节气，月中为中气，共二十四气，形成斗纲建月法。

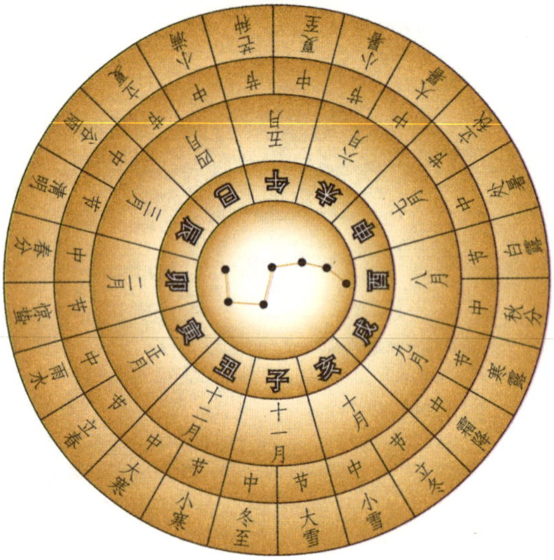

五运太过之年的表现

种类	五运之间的关系	对自然界的影响	对人的影响
木运太过	土气被抑，金复母仇	万物繁荣，寒凉之秋提前到来	肝气胜则易怒
火运太过	金气被抑，水复母仇	万物昌盛，冬季气象阴霾凄惨	心火胜则喜怒无常
土运太过	水气被抑，木复母仇	万物丰厚充盈，暴风迅速到来	土气胜则易出现胀病
金运太过	木气被抑，火复母仇	肃杀之气大行，暑热之气热行	金气胜则易气喘胸闷
水运太过	火气被抑，土复母仇	严寒凝结，尘埃昏蒙	水气胜则易胀满

不同地区的发病规律与治疗原则

【原文】

帝曰：天不足西北，左寒而右凉；地不满东南，右热而左温，其故何也？岐伯曰：阴阳之气，高下之理，太少之异也。东南方，阳也，阳者其精降于下，故右热而左温。西北方，阴也，阴者其精奉于上，故左寒而右凉。是以地有高下，气有温凉，高者气寒，下者气热，故适寒凉者胀，之温热者疮，下之则胀已，汗之则疮已，此腠理开闭之常，太少之异耳。

【译文】

黄帝说：西北方的阳气不足，所以北方寒冷而西方凉爽；东南方的阴气不足，所以东方温和而南方炎热，这是为什么呢？岐伯回答说：天气有阴阳，地势有高低，其中都有太过与不及的差异。东南方属阳，阳气自上而下降，所以南方热而东方温。西北方属阴，阴气自下而上升，所以北方寒而西方凉。因此，地势有高有低，气候有温有凉，地势高的气候寒凉，地势低下的气候温热。所以在西北寒凉的地方多胀病，在东南温热的地方多疮疡。胀病用泻下法则胀可消，疮疡用发汗法则疮疡可愈。这是气候和地理影响人体腠理开阖的规律，是气之太过和不及造成的。

【原文】

帝曰：其于寿夭[①]何如？岐伯曰：阴精所奉其人寿，阳精所降其人夭。

帝曰：善。其病也，治之奈何？岐伯曰：西北之气散而寒之，东南之气收而温之，所谓同病异治也。故曰：气寒气凉，治以寒凉，行水渍之；气温气热，治以温热，强其内守[2]。必同其气，可使平也，假者反之。

【注释】

①寿夭：寿，指健康；夭，指发病。

②强其内守：即增强人体内正气。

【译文】

黄帝说：其对人的寿命有什么影响吗？岐伯回答说：阴精上承的地方，阳气坚固，人多长寿；阳精下降的地方，阳气常发泄而衰薄，人多短寿。

黄帝说：讲得好。若发病，应怎样治疗呢？岐伯回答说：西北方天气寒冷，人们发生的疾病多属于外寒内热证，可用散外寒清内热的方法进行治疗；东南方天气温热，人们发生的疾病多属于风寒证，可外用收敛阳气，内用温内寒的方法进行治疗，这就是所说的同病异治的道理。所以说，在气候寒冷的地方，病多为外寒内热，治疗时，可服用凉药以清内热，外用药汤浸泡散外寒；在气候温热的地方，病多为阳气外泄而内寒，治疗时，可服用温热药以温内寒，使阳气固守于内而不外泄。总之，治疗的措施，必须与该地区的气候一致，才可以达到平衡协调。如果出现了真寒假热证，或真热假寒证，就应当采用相反的方法进行治疗。

地势高低对人寿命的影响

【原文】

帝曰：善。一州之气，生化寿夭不同，其故何也？岐伯曰：高下之理，地势使然也。崇高则阴气治之，污下则阳气治之，阳胜者先天，阴胜者后天，此地理之常，生化之道也。

帝曰：其有寿夭乎？岐伯曰：高者其气寿，下者其气夭，地之大小异也。小者小异，大者大异。故治病者，必明天道地理，阴阳更胜，气之先后，人之寿夭，生化之期，乃可以知人之形气矣。

【译文】

黄帝说：讲得好。但有地处同一地区，而生化寿命长短各有不同，是什么缘故？岐伯回答说：虽在同一地区，而地势高下不同，故生化寿命长短的不同，是地势的不同所造成的。因为地势高的地方，属于阴气偏胜，地势低的地方，属于阳气偏胜。阳气盛的地方气候温热，万物生化往往先四时而早成，阴气盛的地方气候寒冷，万物常后于四时而晚成，这是地势有高有低、万物生化有迟有早的一般规律。

黄帝说：万物生化的迟早对人的寿命长短也有影响吗？岐伯回答说：

地势高低对人寿命的影响

地势的高低影响了万物生化的快慢，影响着气候的冷暖。过于安逸的环境，过于舒适的气候，反而对人的寿命不利。

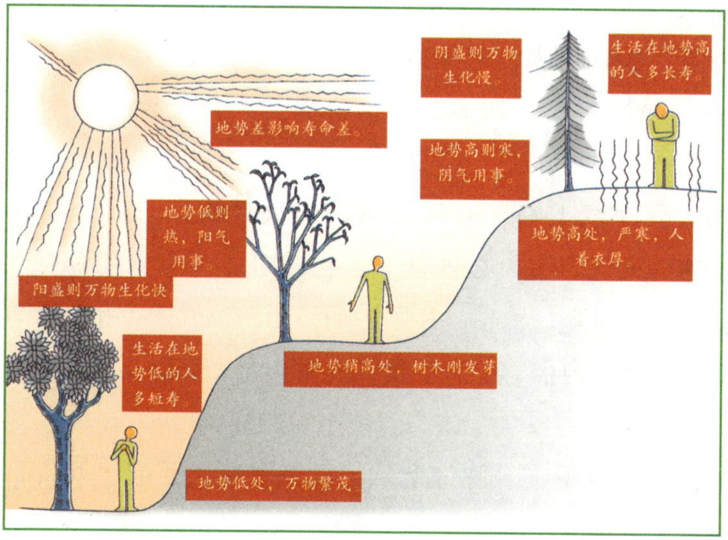

地势高的地方，阴气所治，故其人长寿；地势低下的地方，阳气多泄，其人寿命较短。而地势高低相差有程度上的不同，相差小的其寿命差别也小，相差大的其寿命差别也大，所以治病必须懂得天道和地理，阴阳的变化，气候的先后，人的寿命长短及生化规律，然后才能了解人的形体与气机。

司天之气如何影响五脏的变化

【原文】

帝曰：善。其岁有不病，而藏气不应不用者何也？岐伯曰：天气制之，气有所从也。

帝曰：愿卒闻之。岐伯曰：少阳司天，火气下临，肺气上从[①]，白起金用[②]，草木眚，火见燔焫，革金且耗，大暑以行，咳嚏鼽衄鼻窒，曰疡，寒热胕肿。风行于地，尘沙飞扬，心痛胃脘痛，厥逆鬲不通，其主暴速。

阳明司天，燥气下临，肝气上从，苍起木用而立，土乃眚，凄沧数至，木伐草萎，胁痛目赤，掉振鼓栗，筋痿不能久立。暴热至，土乃暑，阳气郁发，小便变，寒热如疟，甚则心痛，火行于槁，流水不冰，蛰虫乃见。

太阳司天，寒气下临，心气上从，而火且明；丹起金乃眚，寒清时举，胜则水冰，火气高明，心热烦，嗌干[③]善渴，鼽嚏，喜悲数欠，热气妄行，寒乃复，霜不时降，善忘，甚则心痛。土乃润，水丰衍，寒客至，沉阴化，湿气变物，水饮内稸，中满不食，皮𤸷肉苛，筋脉不利，甚则胕肿，身后痛。

厥阴司天，风气下临，脾气上从，而土且隆，黄起水乃眚，土用革，体重肌肉萎，食减口爽，风行太虚，云物摇动，目转耳鸣。火纵其暴，地乃暑，大热消烁，赤沃下，蛰虫数见，流水不冰，其发机速。

少阴司天，热气下临，肺气上从，白起金用，草木眚，喘呕寒热，嚏鼽衄鼻窒，大暑流行，甚则疮疡燔灼，金烁石流。地乃燥清，凄沧数至，胁痛善太息，肃杀行，草木变。

太阴司天，湿气下临，肾气上从，黑起水变，埃冒云雨，胸中不利，阴痿，气大衰，而不起不用。当其时反腰脽痛，动转不便也，厥逆。地乃藏阴，大寒且至，蛰虫早附，心下否痛，地烈冰坚，少腹痛，时害于食，乘金则止水增，味乃咸，行水减也。

【注释】

①肺气上从：上从，从上，即肺气被火气所克，表现司天火气的特征。

②白起金用：白，为肺金之色。白起金用即肺气上从天气之火，肺金体现火气的作用。

③嗌干：病症名，系指咽干的病症。

【译文】

黄帝说：很好！有些年份，根据运气推演应当发生某种疾病而不发生，五脏之气应当与之相应而不相应，这是什么道理呢？岐伯回答说：这是由于受司天之气的制约，人体的五脏之气顺从司天而发生的变化。

黄帝说：请您详细告诉我。岐伯回答说：少阳相火司天，火气君临于地，人体中的肺气逆而上从于司天之气，金被火气所使用，进而克制木气，地上草木受灾害，炎火焚烧，清凉的金气被耗损，炎暑之气大规模地流行，火盛伤肺，于是人们发病症状表现为咳嗽、打喷嚏、鼻衄、鼻塞、疮疡、恶寒发热、浮肿等。少阳相火司天，厥阴风木在泉，于是风掠过大地，尘土飞扬，人们发病症状表现为心痛、胃脘痛、厥逆、胸膈不通等，且其变化剧烈迅速。

阳明燥金司天，燥气君临于地，人体中的肝气上从于司天之气，木被金气所使用，进而克制土气，于是脾土受害，金气旺盛，寒凉之气常常来临，金盛克土，草木受伤而枯萎，人体发病症状多为胁肋疼痛、目赤、眩晕、颤栗，筋脉痿弱不能久立。阳明燥金司天，少阴君火在泉，酷热流行于天，蒸腾于地。人体阳气内郁而多发病，其发病症状为小便黄赤、寒热如疟，严重的还会出现心痛等，火气流行于草木枯槁的冬季，流水不能结冰，虫不蛰藏。

太阳寒水司天，寒气君临于地，人体中的心气上从于司天之气，火被水气所使用，进而克制金气，于是肺金受害。水寒之气过盛，寒冷的气候经常出现，寒气太盛，流水结成冰。若火气过旺，则人们发病症状为心中烦热，喉咙干燥，时感口渴，鼻塞，打喷嚏，易悲伤，经常打哈欠。如果热气妄行，就会有寒气来报复，所以天气会出现不时降霜，人们发病症状为健忘，严重的还会发生心痛。太阳寒水司天，太阴湿土在泉，所以土气湿润，水满而外溢。寒水客气加临，水与湿相合，阴气深重，万物变湿，人们发病症状为水停蓄于内，腹中胀满，不能饮食，皮肤肌肉麻痹没有知觉，筋脉不柔和，严重的还会发生浮肿，背部生痈肿。

厥阴风木司天，风气君临于地，人体中的脾气上从于司天之气，土被木气所使用，土湿之气敦厚而兴起，土盛制水，于是肾水受害。木气旺盛，土气受到制约，脾土的功能发生变化，人们发病症状为肢体沉重，肌肉萎缩，食欲减退，口淡无味。风木之气在天空中流行，浮云飘忽，万物摇动。于是人们发病症状为目眩、耳鸣等。厥阴风木司天，少阳相火在泉，火气暴行，地气灼热，人体多患赤色血痢，虫不蛰藏而出来活动，流水不能结冰，发病急，变化快。

少阴君火司天，热气君临于地，人体中的肺气上从于司天之气，金被火气所使用，进而克制木气，于是肝木受害。人们发病症状为喘气、呕吐、恶寒、发热、打喷嚏、鼻衄、鼻塞等。暑热之气大规模流行，还会使人出现疮疡、高热等症状，炎暑酷热极盛，就像能使金石熔化一样。少阴君火司天，阳明燥金在泉，地气干燥清凉，寒凉之气时常到来，于是人体多出现胁肋疼痛、善太息等症状。因肃杀之气主事，草木也发生变化。

太阴湿土司天，湿气君临于地，人体中的肾气上从于司天之气，水被土气所使用，进而克制心火，于是心火受害。水湿之气盛，阴云笼罩，雨水不止，水盛火衰，人们发病症状多为胸闷不爽、阴痿不举等。当湿土之气过旺的时候，反而会使人腰痛，转动不便利，或发生厥逆。太阴湿土司天，太阳寒水在泉，地气阴凝闭藏，严寒的气候提前到来，虫类早早蛰伏，人体心下痞满而疼痛。若寒气太盛，天寒地冻，人体多出现小腹疼痛的症状，影响正常进食。若水气顺从金气而变化，金水相生，可使病症缓解，寒水盛而口味觉咸，必使水气通行外泄，方可缓解。

运气变化对动物的影响

【原文】

帝曰：岁有胎孕不育，治之不全，何气使然？岐伯曰：六气五类[1]，有相胜制也，同者盛之，异者衰之，此天地之道，生化之常也。

故厥阴司天，毛虫静，羽虫育，介虫不成；在泉，毛虫育，倮虫耗，羽虫不育。

少阴司天，羽虫静，介虫育，毛虫不成；在泉，羽虫育，介虫耗不育。

太阴司天，倮虫静，鳞虫育，羽虫不成；在泉，倮虫育，鳞虫不成。

少阳司天，羽虫静，毛虫育，倮虫不成；在泉，羽虫育，介虫耗，毛虫不育。

阳明司天，介虫静，羽虫育，介虫不成；在泉，介虫育，毛虫耗，羽虫不成。

太阳司天，鳞虫静，倮虫育；在泉，鳞虫耗，倮虫不育。

诸乘所不成之运，则甚也。故气主有所制，岁立有所生，地气[2]制己胜，天气[3]制胜己，天制色，地制形，五类衰盛，各随其气之所宜也。故有胎孕不育，治之不全，此气之常也，所谓中根[4]也。根于外者亦五，故生化之别，有五气五味五色五类五宜也。

【注释】

①五类：指毛虫、羽虫、倮虫、介虫、鳞虫五类动物。

②地气：指在泉之气。

③天气：指司天之气。

④中根：生命的物质基础。故云："根于中者，命曰神机，神去则机息。"

【译文】

黄帝说：在同一年中，有的动物能胎孕繁殖，有的却不能生育，这是什么气使它这样的呢？岐伯回答说：六气和五行生化了五种不同的虫类，而运与气之间存在相互制约的关系。如果六气与昆虫的五行属性相同的虫类，就能繁衍生育；如果六气与昆虫的五行属性不相同的虫类，就不能生育而出现衰退，这是自然界中万物生化的正常规律。

所以，厥阴风木司天时，毛虫安静，羽虫生育旺盛，介虫不能生育；厥阴风木在泉时，毛虫生育旺盛，倮虫减少，羽虫不能孕育。

少阴君火司天时，羽虫安静，介虫生育旺盛，毛虫不能生育；少阴君火在泉时，羽虫生育旺盛，介虫减少而不能孕育。

太阴湿土司天时，倮虫安静，鳞虫生育旺盛，羽虫不能生育；太阴湿土在泉时，倮虫生育旺盛，鳞虫不能孕育。

少阳相火司天时，羽虫安静，毛虫生育旺盛，倮虫不能生育；少阳相火在泉时，羽虫生育旺盛，介虫减少，毛虫不能孕育。

阳明燥金司天时，介虫安静，羽虫生育旺盛，介虫不能生育；阳明燥金在泉时，介虫生育旺盛，毛虫遭受减少，羽虫不能孕育。

太阳寒水司天时，鳞虫安静，倮虫生育旺盛；太阳寒水在泉时，鳞虫减少，倮虫不能孕育。

凡是受到克制不能成长的运气，再遇到不能孕育生成的六气，上述情况就更加严重了。因而司天之气、在泉之气有所克制，岁运是万物生化与发展的重要保障。在泉之气可以制约自己可胜的岁运，司天之气可以制约胜己的岁运；司天之气能制约五色，在泉之气能影响形质。五虫繁衍的盛衰，各自随着运气的不同而去适应它，所以一年之中，各种动物有能够繁殖和不能繁殖等不同的生化表现，这是运气变化的一般规律所决定的，这种情况被称为中根，即源于气运之中的现象。源于气运之外的，也有五种气化，并且顺应五行的规律，产生臊、焦、香、腥、腐五气。酸、苦、甘、辛、咸五味，青、赤、黄、白、黑五色，以及毛、鳞、倮、介、羽五类的区别，各类按其五行属性，分别与五运六气相对应。

运气的变化对动物的影响

毛虫、羽虫、倮虫、介虫、鳞虫被称为“五虫”。其中身披羽毛的动物称羽虫，凤凰为羽虫之长；毛虫指除人之外的哺乳动物（即兽类），因身体披毛而得名，麒麟为毛虫之长；倮虫是指无羽毛鳞甲蔽身的动物，有时也专指人类，人为倮虫之长；介虫指有甲壳的虫类及水族（如贝类等），龟为介虫之长；鳞虫指各种有鳞的动物，包括鱼类、某些爬行动物（蛇、蜥蜴等）及传说中的龙等，龙为鳞虫之长。五虫之说始见于《大戴礼记·易本命》。

古人认为五虫与五运六气相对应，运与气之间的相互制约也影响了五虫的繁殖（详见下图）。

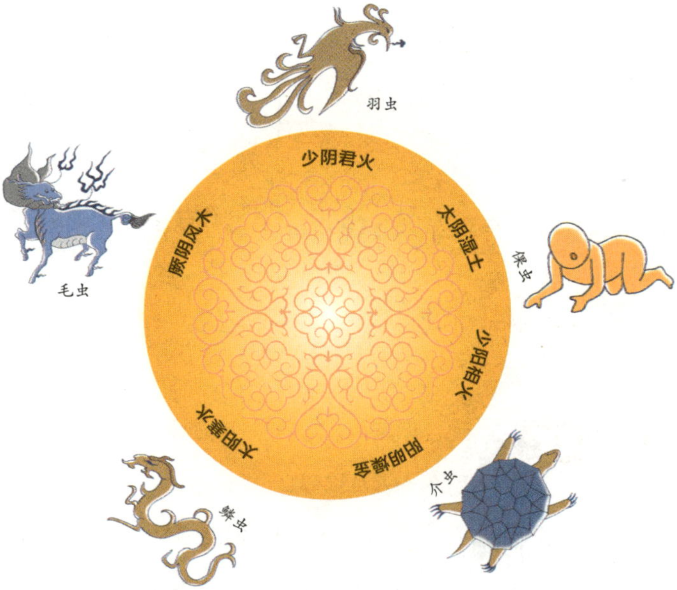

各岁胎孕不育表

年份	司天在泉	五虫对应五行属性及胎孕不育情况				
		毛虫（木）	羽虫（火）	倮虫（土）	介虫（金）	鳞虫（水）
厥阴	司天	静	育		不育	
	在泉	育	不育	耗		
少阴	司天	不育	静		育	
	在泉		育		耗，不育	
太阴	司天		不育	静		育
	在泉			育		不育
少阳	司天	育	静	不育		
	在泉	不育	育		耗	
阳明	司天		育		静；不育	
	在泉	耗	不育		育	
太阳	司天			育		静
	在泉			不育		耗

【原文】

帝曰：何谓也？岐伯曰：根于中者，命曰神机，神去则机息。根于外者，命曰气立①，气止则化绝。故各有制，各有胜，各有生，各有成。故曰：不知年之所加，气之同异，不足以言生化。此之谓也。

【注释】

①气立：外在的自然条件，如天地之气。故气止则化绝，没有外在的自然条件，就不会有生化现象。

【译文】

黄帝又道：这是什么道理呢？岐伯回答说：源于气运之中的，以神为生命的根本，叫作神机，如果神败散而离开了生命体，功能也就随之消失，生化物机能也就停止了；源于气运之外的，借助外界的六气而生存、成长，叫作气立，如果六气消失了，生化活动也就随之而结束了。所以，五运六气对于自然界中的万物，分别有相制约、相消耗、相发生、相成熟等不同的作用。如果不懂得五运与六气的相互凌驾、运气的异同等，就没有资格谈论万物的生化问题，讲的就是这个道理。

运气变化对生化的影响

【原文】

帝曰：气始而生化，气散而有形，气布而蕃育，气终而象变，其致一也。然而五味所资，生化有薄厚，成熟有少多，终始不同，其故何也？岐伯曰：地气制之也，非天不生，地不长也。

帝曰：愿闻其道。岐伯曰：寒热燥湿，不同其化也。

故少阳在泉，寒毒不生，其味辛，其治苦酸，其谷苍丹。

阳明在泉，湿毒不生，其味酸，其气湿，其治辛苦甘，其谷丹素。

太阳在泉，热毒不生，其味苦，其治淡咸，其谷黅秬。

厥阴在泉，清毒不生，其味甘，其治酸苦，其谷苍赤，其气专，其味正。

少阴在泉，寒毒不生，其味辛，其治辛苦甘，其谷白丹。

太阴在泉，燥毒不生，其味咸，其气热，其治甘咸，其谷黅秬。化淳则咸守，气专则辛化而俱治。

【译文】

黄帝说：万物开始受气而生化，气布散而能造就形体，气敷布就有繁衍生殖，气到了极点的时候形象便发生变化，万物虽不同，但这种情况是一致的。然而，如五谷的资生，生化程度不同，成熟有多有少，开始和结果各不相同，这是什么缘故呢？岐伯回答说：这是由于受在泉之气所制约，故其生化不得天气则不生，不得地气则不长。

黄帝又道：请告诉我其中的道理。岐伯回答说：寒、热、燥、湿各气的气化作用各不相同。

所以，少阳相火在泉时，寒毒之物不能生，火能克金，所以辛味之物不能生。生长的五味是苦味、酸味，青色、红色之类的谷物长势好。

运气对生化的影响

运气的变化导致了五味有厚有薄，植物的成熟有先有后。五味总是出现在其运所主之时，而在其运被克之时则不会出现。

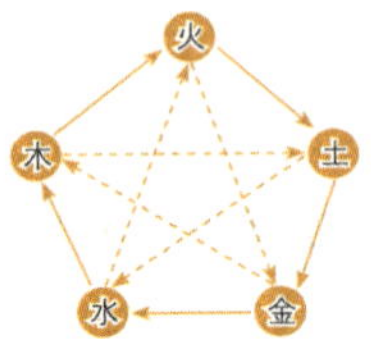

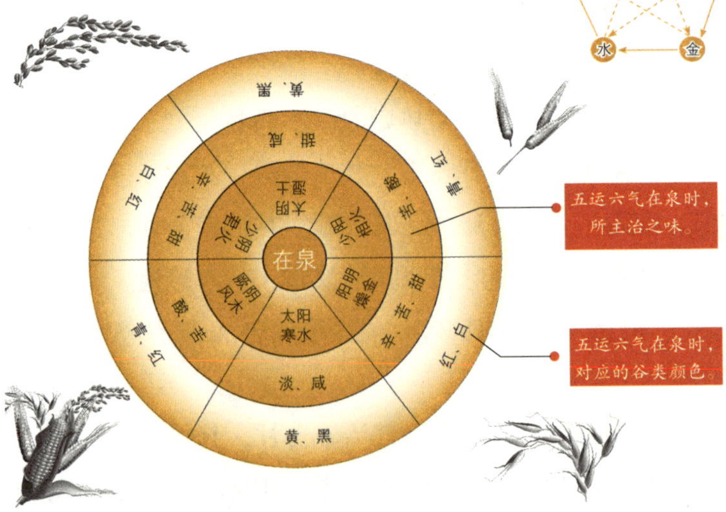

阳明燥金在泉时，湿毒之物不能生，金能克木，所以味酸之物不能生。生长的五味是辛味、苦味、甜味，红色、白色之类的谷物长势好。

太阳寒水在泉时，热毒之物不能生，水能克火，所以味苦之物不能生。生长的五味是淡味、咸味，黄色、黑色之类的谷物长势好。

厥阴风木在泉时，清毒之物不能生，木能克土，所以味甜之物不能生。生长的五味是酸味、苦味，青色、红色之类的谷物长势好，其气化专一，滋味纯正。

少阴君火在泉时，寒毒之物不能生，金从火化，所以味辛之物不能生。生长的五味是辛味、苦味、甜味，白色、红色之类的谷物长势好。

太阴湿土在泉时，燥毒之物不能生，水从土化，所以味咸、气热之物不能生。生长的五味是甜味、咸味，黄色、黑色之类的谷物长势好。湿土气化淳厚，水火不争，则咸味可以内守而不外泄，又因为气化专一，其味纯正，而能生金，所以辛味也得以生化，而与湿土共同发挥作用。

六气的变化与疾病的治疗

【原文】

故曰：补上下者从之，治上下者逆之[①]，以所在寒热盛衰而调之。故曰：上取下取，内取外取，以求其过。能毒者以厚药，不胜毒者以薄药。此之谓也。气反者，病在上，取之下；病在下，取之上；病在中，傍[②]取之。治热以寒，温[③]而行之；治寒以热，凉而行之；治温以清，冷而行之；治清以温，热而行之。故消之削之，吐之下之，补之泻之，久新同法。

帝曰：病在中而不实不坚，且聚且散，奈何？岐伯曰：悉乎哉问也！无积者求其脏，虚则补之，药以祛之，食以随之，行水渍之，和其中外，可使毕已。

【注释】

①补上下者从之，治上下者逆之：上下，指司天、在泉。调补司天、在泉对人体的影响用从治法，治疗司天、在泉引起的疾病用逆治法。

②傍：同时。

③温：指温服。

【译文】

疾病的治疗要点

对于疾病的治疗，要先判断疾病属于哪种，然后再根据病因选择补或泻，逆治或从治，猛药还是缓和药。

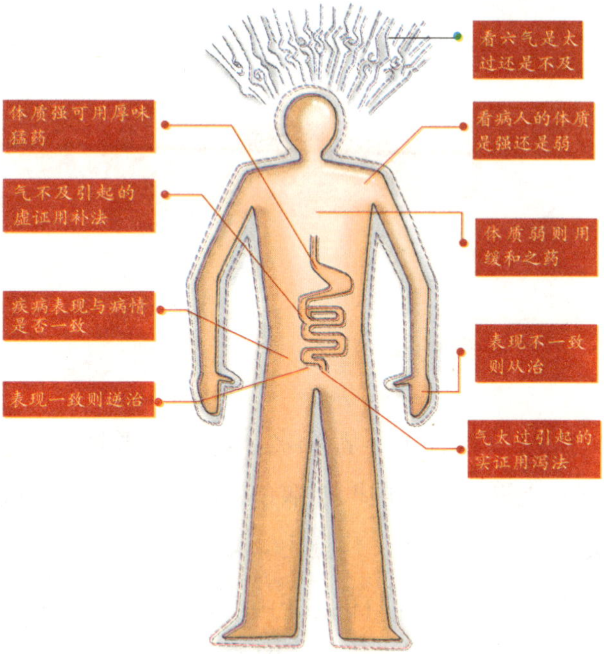

所以说，调补司天、在泉对人体的影响用从治法，治疗司天、在泉引起的疾病用逆治法，应根据天地之气寒热虚实来调治。所以说，从上、下、内、外取治，总要探求致病的原因。凡体强能耐受剧烈药物的就给以性味厚而作用峻猛的药物，凡体弱不能耐受剧烈药物的就给以性味薄而作用缓和的药物，说的就是这个道理。若疾病出现了假象，病气与六气相反，就应当采用反治法进行治疗，病在上的从下治，病在下的从上治，病在中央的从四旁治。治热病用寒性药，采用温服法；治寒病用热性药，采用凉服法；治温病用凉性药，采用凉服法；治清冷之病用温性药，采用热服的方法。所以用消法通积滞，用削法攻坚积，用吐法治上部之实，补法治虚证，泻法治实证，不论久病新病都应遵循这些原则进行治疗。

黄帝说：若病在内，不实也不坚硬，有时聚而成块，有时散而无形，那怎样治疗呢？岐伯回答说：您问得真仔细！这种病如果没有积滞的，应当从五脏方面去探求，若属于虚证就施用补法，有邪的先用药物驱逐邪气，之后用食物辅助调理，或者用药汤濡洗肌肤，祛除邪气，使内外之气调和，如此病就可以治愈了。

服用药物时应遵循的原则

【原文】

帝曰：有毒无毒，服有约乎？岐伯曰：病有久新，方有大小，有毒无毒，固宜常制矣。大毒治病，十去其六，常毒治病，十去其七，小毒治病，十去其八，无毒治病，十去其九。谷肉果菜，食养尽之，无使过之，伤其正也。不尽，行复如法，必先岁气，无伐天和，无盛盛，无虚虚①，而遗人夭殃，无致邪，无失正，绝人长命。

帝曰：其久病者，有气从不康，病去而瘠②，奈何？岐伯曰：昭乎哉圣人之问也！化不可代，时③不可违。夫经络以通，血气以从，复其不足，与众齐同，养之和之，静以待时，谨守其气，无使倾移，其形乃彰，生气以长，命曰圣王。故《大要》曰：无代化，无违时，必养必和，待其来复。此之谓也。

帝曰：善。

【注释】

①无盛盛，无虚虚：不要使盛者更盛，虚者更虚。

②瘠：虚弱。

③时：时令。

【译文】

黄帝说：对于气味厚且作用峻猛的有毒药物与气味薄且作用缓和的无毒药物，在服用时有一定的遵循规则吗？岐伯回答说：疾病有新有久，处方有大有小，药物有毒无毒之分，服用时当然有一定的规则。凡用毒性大的药物治病，病去十分之六，就应该停药；用一般毒性的药物治病，病去十分之七，就应该停药；用毒性小的药物治病，病去十分之八，就应该停药；即使没有毒性的药物，病去十分之九，也不可再服。随后就用谷类、肉类、果类、蔬菜等饮食调养，使邪去正复而病痊愈，不要过度用药，以免伤其正气。如果邪气未尽，再用药时仍如上法。在治疗时，必须首先知道该年的气候情况，不可违反自然规律。不要用补法去治疗邪气旺盛的疾病，也不要用泻法去治疗正气空虚的疾病，否则会使实邪更盛、正气更虚，给病人带来死亡的灾难。不要误补而使邪气更盛，不要误泄而损伤人体正气，断送了人的性命。

黄帝说：久病之人，经治疗后，虽然其气血已经调理顺畅了，但仍不能完全恢复健康，病邪已经祛除了，但身体仍很衰弱，应该怎么办呢？岐伯回答说：这是圣人才能提出的问题啊！要知道天地之气化，是不可用人力来代行的，四时运行的规律，是不可以违背的。若经络已经畅通，血气已经和顺，要恢复正气的不足，使其与平常人一样，必须注意保养，协调阴阳，顺应天时，谨慎守护真气，不使有所消耗，这样形体就会日渐充实，生气也会慢慢地增长，这就是圣人的调养之法则。所以《大要》上说：不要试图以人力来改变天地变化的规律，不要违背四时阴阳的顺序，必须善于调养，协调阴阳，等待正气的恢复。就是这个意思。

黄帝说：讲得太好了。

六元正纪大论

导读：本篇主要记录了六十年内，六气司天、在泉、五运主岁时的气象、物候及灾异变化规律。

司天之气和在泉之气的变化规律

【原文】

黄帝问曰：六化六变[①]，胜复淫治，甘苦辛咸酸淡先后，余知之矣。夫五运之化，或从五气[②]，或逆天气，或从天气而逆地气，或从地气而逆天气，或相得，或不相得，余未能明其事。欲通天之纪，从地之理，和其运，调其化，使上下合德，无相夺伦，天地升降，不失其宜，五运宣行，勿乖其政，调之正味，从逆奈何？岐伯稽首再拜对曰：昭乎哉问也，此天地之纲纪，变化之渊源，非圣帝孰能穷其至理欤！臣虽不敏，请陈其道，令终不灭，久而不易。

【注释】

①六化六变：六气在一年中的正常变化，称为六化；其异常化，称为六变。

②五气：新校正云："详'五气'疑作'天气'，则与下文相协"。

【译文】

黄帝说：六气的正常变化和异常变化，胜气、复气等淫邪致病及其主治原则，甘、苦、辛、咸、酸、淡所化生的先后，我已经知道了。但是，五运的气化，或与司天之气相顺，或与司天之气相逆，或顺司天之气而逆在泉之气，或顺司气而逆司天之气，或客气与主气相顺应，或客气与主气相克制。我不明白这其中的道理，想知道天气和地气的变化规律，从而调和五运的气化，使上下相互协调，而不相互损伤，不破坏天地升降的正常规律，使五运的运转不违背其职能，调和五味该怎样去把握逆顺呢？岐伯再次跪拜回说：

这个问题提得很高明啊！这是有关天气和地气问题的一个总纲，是万物变化的本源，若非圣明之帝，谁能探究这些至理要道呢！对这个问题我虽然领会不深，但我愿意陈述其中的道理，使其永远不灭绝，长久流传。

【原文】

帝曰：愿夫子推而次之，从其类序，分其部主，别其宗司，昭其气数，明其正化①，可得闻乎？岐伯曰：先立其年以明其气，金木水火土运行之数，寒暑燥湿风火临御之化，则天道可见，民气可调，阴阳卷舒②，近而无惑②，数之可数者，请遂言之。

【注释】

①正化：运气术语。气分四时，以说明其气数迟早多少及其正常变化的规律。如五运中的木运临卯，火运临午，土运临四季，就是当其位，当其位则按正常的规律而变化，属于平气之年。

②阴阳卷舒，近而无惑：卷舒，指调和；近，指当下；惑，指疑惑，引申为病患。

【译文】

黄帝说：希望先生进一步加以推演，使其更加有条理，根据天干、地支的类别和次序，分析司天、在泉所主的部位，分辨出每年中主岁和各部之气，明确司天、年运所属的气数及其正化邪化的变化情况等，能讲给我听听吗？岐伯回答说：首先要确立每年的天干、地支以明了主岁之气，了解金、水、木、火、土五运之气的运行规律，寒、暑、燥、湿、风、火六气的主从变化，这样自然规律就会比较清楚地体现出来，人们就可按照这个规律调理气机，阴阳的消长也就浅近易知而不迷惑，也能推算气运之数，请让我详尽地讲讲吧！

司天之气和在泉之气的变化规律表

年支	司天	在泉
子午	少阴君火	阳明燥金
丑未	太阴湿土	太阳寒水
寅申	少阳相火	厥阴风木
卯酉	阳明燥金	少阴君火
辰戌	太阳寒水	太阴湿土
巳亥	厥阴风木	少阳相火

太阳司天

太阳司天之年所出现的现象

【原文】

帝曰：太阳之政[①]奈何？岐伯曰：辰戌之纪也。

太阳、太角、太阴。壬辰、壬戌[②]。其运风，其化鸣紊启坼；其变振拉摧拔；其病眩、掉、目瞑[③]。太角（初正）、少徵、太宫、少商、太羽（终）。

太阳、太徵、太阴。戊辰、戊戌，同正徵。其运热，其化喧暑郁燠[④]，其变炎烈沸腾，其病热郁[⑤]。太徵、少宫、太商、少羽（终）、少角（初）。

太阳、太宫、太阴。甲辰岁会（同天符[⑥]），甲戌岁会（同天符）。其运阴埃，其化柔润重泽，其变震惊飘骤，其病湿、下重。太宫、少商、太羽（终）、太角（初），少徵。

太阳、太商、太阴。庚辰、庚戌。其运凉，其化雾露萧瑟，其变肃杀凋零，其病燥、背瞀、胸满。太商、少羽（终）、少角（初）、太徵、少宫。

太阳、太羽、太阴。丙辰天符、丙戌天符。其运寒，其化凝惨凓冽，其变冰雪霜雹，其病大寒留于溪谷。太羽（终）、太角（初）、少徵、太宫、少商。

【注释】

①太阳之政：指太阳寒水司天之年的气令特征。

②太阳、太角、太阴，壬辰、壬戌：太阳，指司天；太角，指中运；太阴，指在泉；壬辰、壬戌，指六十甲子年属于壬辰、壬戌之年份。即壬辰、壬戌年，中运为太角，司天为太阳寒水，在泉为太阴湿土。

③目瞑：瞑，作合目或寐字解。目瞑指眼睛闭着不想睁开。多见于发热而致心烦、眩晕，患者欲闭目求得一时安静的状态。

④郁燠：病因病理学名词。郁，蕴积。燠，热甚。指郁火内盛。

⑤热郁：因诸邪久延不愈，郁而化热所致的病征。为六郁之一。

⑥同天符：凡年干与年支均属阳（阳年），同时值年大运又与同年在泉之气的五行属性相同，便叫作同天符。如，以庚子年为例，庚子年的年干是庚，庚属阳干，其年支是子；子为阳支，年支年干皆属阳，所以庚子年为阳年。庚子年的年干是庚，乙庚化金，故庚子年的大运是金运。其年支是子，子午少阴君火司天，阳明燥金在泉，所以庚子年的在泉之气是阳明燥金。年干和年支均属阳，大运属金，在泉之气也属金，故庚子年便是同天符之年。在六十年甲子中，逢同天符者，计有甲辰、甲戌、庚子、庚午、壬寅、壬申六年。其中甲辰、甲戌两年，既属同天符，又属岁会。因此，单属同天符者，实际上只有四年。

【译文】

黄帝说：太阳寒水司天的年份运气，有什么表现呢？岐伯回答说：太阳

寒水司天是地支为辰、戌的年份。

壬辰年、壬戌年，太阳寒水司天，太阴湿土在泉。丁壬为木运，壬为阳年，故运为太角。木运太过，中运为太角。木运主风，正常的气化是风鸣繁盛，萌芽发而地脉开；异常变化是暴风震撼，拔树折木。其引起的疾病是头晕目眩，视物不明，震颤动摇。客运和主运相同：初运太角，二运少徵，三运太宫，四运少商，终运太羽。

戊辰年、戊戌年，太阳寒水司天，太阴湿土在泉。戊癸为火运，戊为阴年，故运为太徵。火运太过，中运为太徵，与正徵相同。火运主热，这两年虽然火运太过，但受司天的寒水制约，所以火热之气并不严重，正常气化是气候温和或暑热熏蒸；异常变化是炎暑沸腾。其引起的疾病多表现热邪郁滞的证候。客运五步：初运太徵，二运少宫，三运太商，四运少羽，终运太角；主运五步：初运少角，二运太徵，三运少宫，四运太商，终运少羽。

甲辰年、甲戌年，太阳寒水司天，太阴湿土在泉。甲己为土运，甲为阳年，故运为太宫。土运太过，中运为太宫，这两年既是岁会，又是同天符。土运主湿，正常的气化是柔和润泽；异常变化是雷雨狂风、暴雨骤临。其引起的疾病是湿邪留滞于下，肢体沉重。客运五步：初运太宫，二运少商，三运太羽，四运少角，终运太徵；主运五步：初运太角，二运少徵，三运太宫，四运少商，终运太羽。

庚辰年、庚戌年，太阳寒水司天，太阴湿土在泉。乙庚为金运，庚为阳年，故运为太商。金运太过，中运太为商。金运清凉，主燥。正常的气化是雾露布散，秋风萧瑟；异常变化是金气肃杀，草木凋零。其引起的疾病是枯燥，胸背胀满。客运五步：初运太商，二运少羽，三运太角，四运少徵，终运太宫；主运五步：初运少角，二运太徵，三运少宫，四运太商，终运少羽。

丙辰年、丙戌年，太阳寒水司天，太阴湿土在泉。丙辛为水运，丙为阳年，故运为太羽。水运太过，中运为太羽，这两年均为天符年。水运寒冷，主水。正常的气化是寒气凛冽，凄惨凝敛；异常变化为霜雪冰雹。其引起的疾病是严寒滞留于肌肉缝隙。客运五步：初运太羽，二运少角，三运太徵，四运少宫，终运太商。主运五步：初运太角，二运少徵，三运太宫，四运少商，终运太羽。

太阳司天之年养生原则

【原文】

凡此太阳司天之政，气化运行先天[①]，天气肃、地气静，寒临太虚，阳气不令，水土合德，上应辰星、镇星。其谷玄黅，其政肃，其令徐。寒政大举，泽无阳焰，则火发待时。少阳中治，时雨乃涯，止极雨散，还于太阴，云朝北极，湿化乃布，泽流万物，寒敷于上，雷动于下，寒湿之气，持于气交。民病寒湿，发肌肉萎，足痿不收，濡泻，血溢。

初之气，地气迁，气乃大温，草乃早荣，民乃厉，温病乃作，身热，头痛呕吐，肌腠疮疡。

二之气，大凉反至，民乃惨，草乃遇寒，火气遂抑，民病气郁中满，寒乃始。

三之气，天政布，寒气行，雨乃降。民病寒，反热中，痈疽，注下，心热，瞀闷，不治者死。

四之气，风湿交争，风化为雨，乃长，乃化，乃成。民病大热，少气，肌肉萎，足痿，注下赤白。

五之气，阳复化，草乃长，乃化，乃成，民乃舒。

终之气，地气正，湿令行。阴凝太虚，埃昏郊野，民乃惨凄，寒风以至，反者孕乃死。

必折其郁气，先资其化源，抑其运气，扶其不胜，无使暴过而生其疾，食岁谷[③]以全其真，避虚邪以安其正，故岁宜苦以燥之温之[②]。适气同异，多少制之，同寒湿者燥热化，异寒湿者燥湿化，故同者多之，异者少之，用寒远寒[④]，用凉远凉，用温远温，用热远热，食宜同法。有假者反常，反是者病，所谓时也。

【注释】

①先天：指岁运太过，气令先时而至。

②故岁宜苦以燥之温之：按新校正云，此九字当在“避虚邪以安其正”句下。

③岁谷：颜色与司天在泉五行属性相同的谷物。具有养真气、安正气的作用。

④用寒远寒：远，远离、避开。指使用寒性药物时，应避开寒气主令之时，即气候寒凉之际不宜使用大寒大凉药物或食物。

【译文】

凡是太阳寒水司天的辰年、戌年，气化都太过，气令常常先于时令而到来。天气清肃，地气清静，寒冷之气布满太空，阳气不能正常布散，寒水与湿土共同主事，与天上的辰星、镇星相应，生长的谷物大多数是黑色或黄色的，征象肃杀，作用缓慢，盛行寒冷之气，湖泽中不升起阳热的火焰，火气就会等待时期而发。到少阳主令时，应时之雨水穷尽不降，四之气在泉用事，云雨四散，气还于太阴当令时，云向北飘移，湿气四布，雨水润泽万物，寒气分布在上，少阴雷火动于下，寒湿之气相持于气交。此时人多患寒湿病，发展为肌肉萎缩、双脚痿弱、行走无力、泄泻、出血等症状。

辰戌纪年，客气初之气是少阳相火，地气迁移，气候十分温暖，草木提前繁荣。人易感受疫疠之气，温热病流行，出现身体发热、头痛、呕吐、肌肤生疮溃疡。

二之气是阳明燥金当令，大凉之气降临，人感凄凉，草木受到寒凉之气的侵袭，火热之气被寒凉之气所遏，人易患气郁、腹部胀满等病症。司天的寒气开始发挥作用。

三之气是司天的太阳寒水当令，寒气流行，雨水下降。人易患外寒内热、痈疽、下痢、心中烦热，甚至神志昏迷、抽搐等病症，如果不及时治疗，会导致死亡。

四之气是厥阴风木当令，又因太阴湿土在泉，主司下半年，所以风湿交争，风湿化而为雨，万物因此而生长、化育、成熟。人易患高热、少气、肌肉萎缩、双足无力、赤白痢疾等病症。

五之气是少阴君火当令，阳气重新发挥气化作用，少阴君火与在泉的太阴湿土合化，这时草木又开始生长、化育、成熟。人感觉舒畅无病。

终之气是在泉的太阴湿土当令，地气发挥作用，湿气流行，阴气凝聚天空，尘埃昏蒙郊野，人感凄凉不乐，寒风来临，则士气不胜，妇人虽能怀孕，但大多数会出现胎损。

治疗时，如果想减轻被郁之气，应当首先滋养生化的本源，抑制太过的运气，扶助不胜的脏气。不要让气运太过而产生疾病，并食用与岁气相合的谷类，来保养人体的真气，避开致病的邪气，安定人体的正气。所以，本年内多用苦味药以燥化湿，用甘温药以温里。根据气与运所主气的异同、多少

太阳司天之年的养生

自然界的变化是客观的，但是人的养生原则却可以顺应环境的变化而加以调整，下图所示为太阳司天之年自然界的现象和人的养生要点。

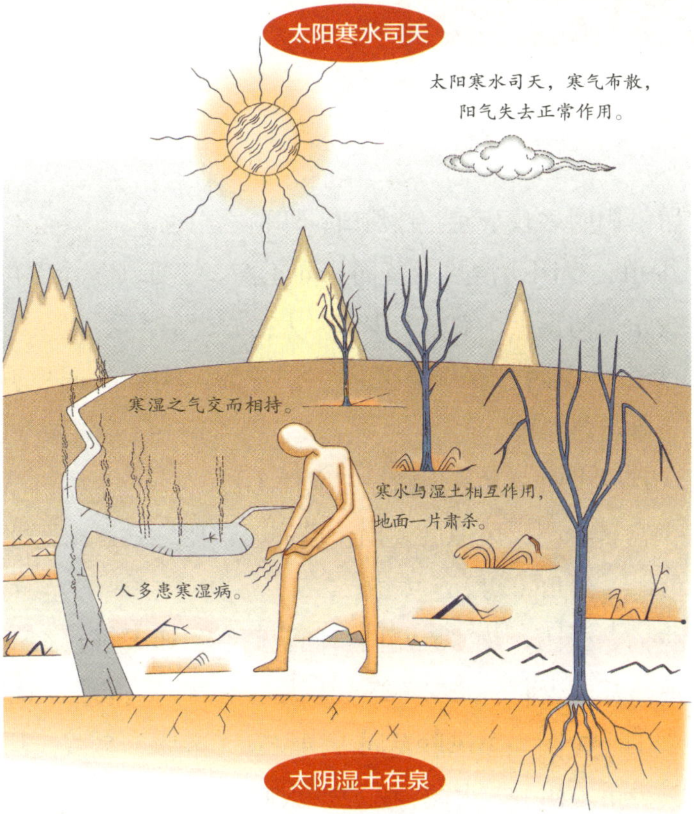
太阳寒水司天
太阳寒水司天，寒气布散，阳气失去正常作用。
寒湿之气交而相持。
寒水与湿土相互作用，地面一片肃杀。
人多患寒湿病。
太阴湿土在泉

来确立制方原则，气与运都是寒湿，用燥热药以化解寒湿，如果寒湿不同，用燥湿药治疗。气运相同就多用燥热药，不同就少用。用寒药时，应避开寒气主令之时；用凉药时，避开凉气主令之时；用温药时，避开温气主令之时；用热药时，避开热气主令之时。在饮食方面也要遵循此原则。气候反常时就不受这个原则的局限。如果不遵守这些规则，就会产生疾病，所以在确定治法时必须遵循四时之气的实际情况。

阳明司天

阳明司天之年所出现的现象

【原文】

帝曰：善。阳明之政奈何？岐伯曰：卯酉之纪也。

阳明、少角、少阴，清热胜复同。同正商。丁卯（岁会[①]）、丁酉，其运风清热。少角（初正）、太徵、少宫、太商、少羽（终）。

阳明、少徵、少阴、寒雨胜复同。同正商。癸卯（同岁会[②]）、癸酉（同岁会），其运热寒雨。

少徵、太宫、少商、太羽（终）、太角（初）。

阳明、少宫、少阴，风凉胜复同。己卯、己酉，其运雨风凉。少宫、太商、少羽（终）、少角（初）、太徵。

阳明、少商、少阴，热寒胜复同。同正商。乙卯天符、乙酉岁会，太一天符。其运凉热寒。少商、太羽（终）、太角（初）、少徵、太宫。

阳明、少羽、少阴，雨风胜复同。同少宫。辛卯、辛酉，其运寒雨风。少羽（终）、少角（初）、太徵、太宫、太商。

【注释】

①岁会：凡是每年值年大运与同年年支之气的五行属性相同，便叫岁会。如，以丁卯年为例，丁卯年的年干是丁，丁壬化木，故丁卯年的大运是木运。其年支是卯，卯在五行属木。大运是木，年支五行属性也是木，所以丁卯年便是岁会之年。在甲子一周六十年中，逢岁会者，计有甲辰、甲戌、己丑、己未、乙酉、丁卯、戊午、丙子八年。其中，己丑、己未、乙酉、戊午四年既属岁会，又属天符，所以单纯岁会的年份，实际上只有四年。

②同岁会：凡是年干与年支都属阴（阴年），同时值年大运又与同年在泉之气的五行属性相同，称为同岁会。如，以辛丑年为例，辛丑年的年干是辛，辛为阴干，年支是丑，丑为阴支，年干年支皆属阴，所以辛丑年属阴年。辛丑年的年干是辛，丙辛化水，所以辛丑年的大运是水运。其年支是丑，丑未太阴湿土司天，太阳寒水在泉，所以辛丑年的在泉之气为太阳寒水。年干和年支均属阴，大运和在泉之气同属水，所以辛丑年便是同岁会之年。在六十年甲子中，逢同岁会者，计有辛未、辛丑、癸卯、癸酉、癸巳、癸亥六年。

【译文】

黄帝说：很好！阳明司天的年份运气，又有什么表现呢？岐伯回答：阳明司天是地支为卯、酉的年份。

丁卯年、丁酉年，阳明燥金司天，少阴君火在泉。丁壬为木运，丁为阴年，故运为少角。木运不及，中运为少角。木运不及则金气偏胜，气令清凉。金气胜，会有火热之气克制报复。这两年相生的清气与来复的热气相同，上商与正商相同。岁运是风，相生之气是清气，复气是热气。客运和主运相同：初运少角，二运太徵，三运少宫，四运太商，终运少羽。

癸卯年、癸酉年，阳明燥金司天，少阴君火在泉。戊癸为火运，癸为阴年，故运少徵。火运不及，中运为少徵。火运不及则水气偏胜，气令寒冷。水气胜，会有湿土之气克制报复它。这两年相生的寒气及来复的雨气（土）相同，也和正商相同。岁运是热气，相生之气是寒气，复气是雨气。客运五

阳明司天中运不及之年所出现的现象

阳明燥金司天，少阴君火在泉，所主年份是卯年和酉年。其在该年的表现如图所示：

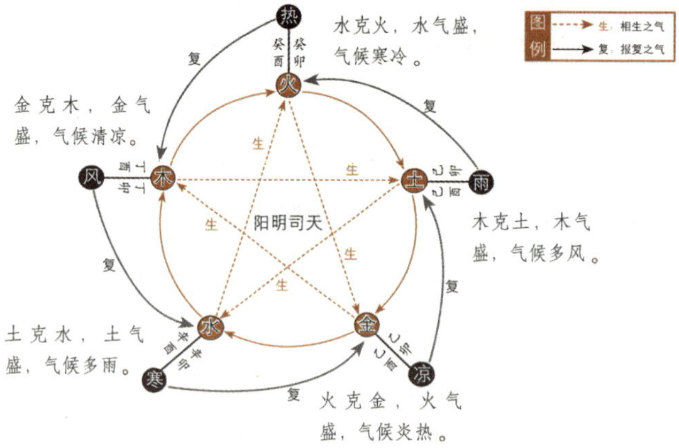

步：初运少徵，二运太宫，三运少商，四运太羽，终运少角。主运五步：初运少商，二运少徵，三运太宫，四运太角，终运太羽。

己卯年、己酉年，阳明燥金司天，少阴君火在泉。甲己为土运，己为阴年，故运为少宫。土运不及，中运为少宫。土运不及则木气偏胜，气候多风。木气胜，会有金气克制报复它。这两年相生的风气及来复的凉气相同。岁运是雨气，相生之气是风气，复气是凉气。客运五步：初运少宫，二运太商，三运少羽，四运太角，终运少徵。主运五步：初运少角，二运太徵，三运少宫，四运太商，终运少羽。

己卯年、己酉年，阳明燥金司天，少阴君火在泉。己庚为金运，己为阴年，故运为少商。金运不及，中运为少商。金运不及则火气偏胜，气候炎热。火气胜，会有寒水之气克制报复它。乙卯年为“天符”，乙酉年是“岁会”，又是“太一天符”。这两年相生的热气及来复的寒气相同，也和正商相同。岁运是凉气，相生之气是热气，来复之气是寒气。客运五步：初运少商，二运太羽，三运少角，四运太徵，终运少宫。主运五步：初运太角，二运少徵，三运太宫，四运少商，终运太羽。

辛卯年、辛酉年，阳明燥金司天，少阴君火在泉。丙辛为水运，辛为阴年，故运少羽。水运不及，中运为少羽。水运不及则气令湿，这两年相生的雨气（土）及来复风气相同，辛卯年与少宫相同。岁运是寒气，相生之气是雨气，来复之气是风气。客运五步：初运少羽，二运太角，三运少徵，四运太宫，终运少商。主运五步：初运少角，二运太徵，三运少宫，四运太商，终运少羽。

阳明司天之年的养生原则

【原文】

凡此阳明司天之政，气化运行后天①，天气急，地气明，阳专其令，炎暑大行，物燥以坚，淳风乃治，风燥横逆，流于气交，多阳少阴，云趋雨府，湿化乃敷。燥极而泽，其谷白丹，间谷②命太③者，其耗白甲品羽，金火合德，上应太白荧惑。其政切，其令暴，蛰虫乃见，流水不冰，民病咳嗌塞，寒热发，暴振溧癃闷，清先而劲，毛虫乃死，热后而暴，介虫乃殃，其发躁，胜复之作，扰而大乱，清热之气，持于气交。

初之气，地气迁，阴始凝，气始肃，水乃冰，寒雨化。其病中热胀，面目浮肿，善眠，鼽衄嚏欠呕，小便黄赤，甚则淋。

二之气，阳乃布，民乃舒，物乃生荣。厉大至，民善暴死。

三之气，天政布，凉乃行，燥热交合，燥极而泽，民病寒热。

四之气，寒雨降。病暴仆，振栗谵妄，少气嗌干引饮，及为心痛痈肿疮疡疟寒之疾，骨痿血便。

五之气，春令反行，草乃生荣，民气和。

终之气，阳气布，候反温，蛰虫来见，流水不冰，民乃康平，其病温。

故食岁谷以安其气，食间谷以去其邪，岁宜以咸以苦以辛，汗之清之散之，安其运气，无使受邪，折其郁气，资其化源。以寒热轻重少多其制，同热者多天化，同清者多地化，用凉远凉，用热远热，用寒远寒，用温远温，食宜同法。有假者反之，此其道也。反是者，乱天地之经，扰阴阳之纪也。

【注释】

①后天：岁运不及，气令晚至。

②间谷：颜色与间气五行属性相同的谷物，即五谷中与岁谷不同的谷类。具有保精、祛邪的作用。

③命太：谓前文太角商等气之化者。

【译文】

只要是阳明燥金司天的卯酉年，气化不及，气令常常晚于时令而到来。天气清肃，地气清明，阳气专其令，流行炎热酷暑，万物干燥而坚实，只有淳厚的风来，燥热才缓和。风燥之气压制了中运，流行于气交之中，表现为阳气多而阴气少，云气趋向雨府，土湿之气方可化生敷布。此时干燥达到极点，于是转润泽，与岁运相应的是白色、红色的谷类，间谷长势好。白

阳明司天之年的养生

阳明燥金司天，少阴君火在泉，所主年份是卯年和酉年。其在该年的表现如图所示：

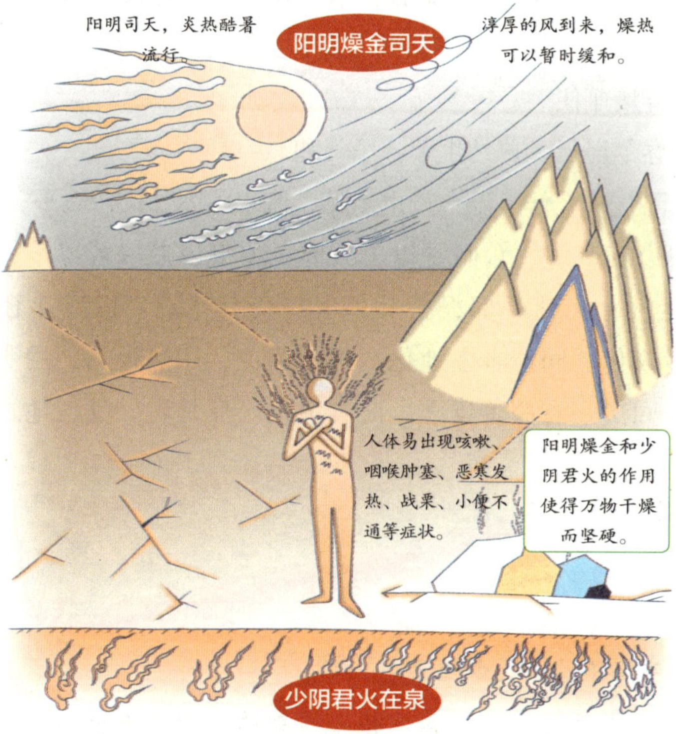

阳明司天，炎热酷暑流行。
阳明燥金司天
淳厚的风到来，燥热可以暂时缓和。
人体易出现咳嗽、咽喉肿塞、恶寒发热、战栗、小便不通等症状。
阳明燥金和少阴君火的作用使得万物干燥而坚硬。
少阴君火在泉

色的甲虫、羽虫损耗，金与火协同发挥作用。与天上太白星和荧惑星相应。格外明亮。征象急切，作用暴烈。冬天出现蛰藏的虫类，流水不结冰。人易患咳嗽、咽喉肿塞、发热恶寒、战栗、二便不通等病症。上半年司天的阳明燥金主令，清凉之气先来而且强劲，毛虫不能生长而死亡。下半年在泉的君火主令，热后而暴，介虫遭受灾殃。气候干燥，胜气与复气交替发作，正常的气候被打乱，清凉之气与热气在气交中相持。

卯酉纪年，客气的初之气是太阴湿土，地气迁移，阴气开始凝结，天气开始肃杀，水结成冰，寒风冷雨。病发内热胀满、面目浮肿、嗜睡、鼻塞流涕、流鼻血、打喷嚏、哈欠、呕吐、小便黄赤，甚至小便淋漓。

二之气是少阳相火当令，阳气布达，人身心舒畅，万物生长繁荣。有疠疫爆发，伤及人命。

三之气是司天的阳明燥金当令，清凉之气流行，燥气、热气相交合，燥气达到极点转湿气到来为润泽。人易患寒热病。

四之气是太阳寒水当令，时不时降寒雨。人易患突然仆倒、颤抖、胡言乱语、少气、咽喉干燥、口渴欲饮，及心痛、痈肿、疮疡、寒疟、骨软弱、便血等病症。

五之气是厥阴风木当令，秋季反而出现春季气候，草木生长繁茂，人气机调和，很少生病。

终之气是在泉的少阴君火当令，阳气四布，气候温和，蛰虫不潜藏，流水不结冰，人也安康太平，只是容易患温病。

在上述阳明燥金司天、少阴君火在泉的年份中，应当吃白、红两色的谷物以安定人的正气，吃与间气相应的谷物可以祛除邪气。在用药物治疗时应用咸味、苦味、辛味的药物；在治法上应用汗法、清法、散法。适应运气的变化，不让运气受到邪气的侵袭，减缓郁结之气对人体的影响，滋养生化之源。制方的原则是根据寒热轻重程度来确定，如果运与气都是热，多采用清凉药物治疗；如果运与气都是寒凉，多采用温热药物治疗。用凉性药物时，要避开凉气主令之时；用热性药物时，要避开热气主令之时；用寒性药物时，要避开寒气主令之时；用温性药物时，要避开温气主令之时。在饮食方面，也要遵循这个原则。如果气候反常，就不必拘泥于这个原则。这是自然的规律，违反了它就会扰乱自然法则、阴阳规律。

少阳司天

少阳司天之年所出现的现象

【原文】

帝曰：善。少阳之政奈何？岐伯曰：寅申之纪也。

少阳、太角、厥阴、壬寅（同天符）、壬申（同天符），其运风鼓，其化鸣紊启坼，其变振拉摧拔，其病掉眩支胁惊骇。太角（初正）、少徵、太宫、少商、太羽（终）。

少阳、太徵、厥阴、戊寅天符、戊申天符，其运暑，其化暄嚣郁燠，其变炎烈沸腾，其病上热郁血溢血泄心痛。太徵、少宫、太商、少羽（终）、少角（初）。

少阳、太宫、厥阴、甲寅、甲申，其运阴雨，其化柔润重泽，其变震惊飘骤，其病体重胕肿痞饮[①]。太宫、少商、太羽（终）、太角（初）、少徵。

少阳、太商、厥阴、庚寅、庚申，同正商，其运凉，其化雾露清切，其变肃杀凋零，其病肩背胸中。太商、少羽（终）、少角（初）、太徵、少宫。

少阳、太羽、厥阴、丙寅、丙申，其运寒肃，其化凝惨凓冽，其变冰雪霜雹，其病寒浮肿。太羽（终）、太角（初）、少徵、太宫、少商。

【注释】

①痞饮：指胸腹痞满由于水饮内停所致。在胸部者，兼有胸闷或局部疼痛，多有咳逆上气；在腹部者，常兼见肠鸣辘辘、腹胀满等症。

【译文】

黄帝说：讲得好！那少阳相火司天的年份运气有什么表现呢？岐伯回答说：少阳司天是地支为寅、申的年份。

壬寅年、壬申年，少阳相火司天，厥阴风木在泉。丁壬为木运，壬为阳年，故运为太角。木运太过，中运为太角。岁运与在泉同属风木，壬寅、壬申年都是同天符。岁运是风气鼓动，正常的气化是风鸣繁盛，萌芽发而地脉开；异常变化是暴风震撼，拔树折木。其引起的疾病是震颤动摇、头晕目眩、胁肋支撑胀满、惊恐等。客运和主运相同：初运太角，二运少徵，三运太宫，四运少商，终运太羽。

戊寅年、戊申年，少阳相火司天，厥阴风木在泉。戊癸为火运，戊为阳年，故运为太徵。火运太过，中运为太徵。司天与中运五行属性相同，两年均是天符。岁运暑热，正常气化是火盛热郁，异常变化是炎暑沸腾。其引起的疾病是热郁于上、血溢、血泄、心痛等。客运五步：初运太徵，二运少宫，三运太商，四运少羽，终运少角。主运五步：初运少角，二运太徵，三运少宫，四运太商，终运少羽。

甲寅年、甲申年，少阳相火司天，厥阴风木在泉。甲己为土运，甲为阳年，故运为太宫。土运太过，中运为太宫。土运太过，阴雨多湿。正常的气化是柔和、润泽，异常变化是风雷震惊、暴雨骤临。其引起的疾病是身体沉重、浮肿、痞满、水饮等。客运五步：初运太宫，二运少商，三运太羽，四运太角，终运少徵。主运五步：初运太角，二运少徵，三运太宫，四运少商，终运太羽。

庚寅年、庚申年，少阳相火司天，厥阴风木在泉。己庚为金运，庚为阳年，故运为太商。金运太过，中运为太商。金运太过，受到司天相火的克制，与金运正商相同。正常的气化是雾露布散、秋风萧瑟，异常变化是金气肃杀、草木凋零。病变多在肩背与胸中。客运五步：初运太商，二运少羽，三运少角，四运太徵，终运少宫。主运五步：初运少角，二运太徵，三运少宫，四运太商，终运少羽。

丙寅年、丙申年，少阳相火司天，厥阴风木在泉。水运太过，中运为太羽。水运太过之年，气令寒冷，正常的气化是寒气凛冽、凄惨凝敛，异常变化是霜雪冰雹。其引起的疾病是寒证、浮肿。客运五步：初运太羽，二运太角，三运少徵，四运少宫，终运少商。主运五步：初运太角，二运少徵，三运太宫，四运少商，终运太羽。

少阳司天之年的养生原则

【原文】

凡此少阳司天之政，气化运行先天，天气正，地气扰，风乃暴举，木偃沙飞，炎火乃流，阴行阳化，雨乃时应，火木同德，上应荧惑、岁星。其谷丹苍，其政严，其令扰。故风热参布，云物沸腾，太阴横流，寒乃时至，凉雨并起。民病寒中，外发疮疡，内为泄满。故圣人遇之，和而不争。往复之作，民病寒热疟泄，聋瞑[①]呕吐，上怫肿色变。

初之气，地气迁，风胜乃摇，寒乃去，候乃大温，草木早荣。寒来不杀，温病乃起，其病气怫于上，血溢目赤，咳逆头痛，血崩[②]胁满，肤腠中疮。

二之气，火反郁，白埃四起，云趋雨府，风不胜湿，雨乃零，民乃康。其病热郁于上，咳逆呕吐，疮发于中，胸嗌不利，头痛身热，昏愦脓疮。

三之气，天政布，炎暑至，少阳临上，雨乃涯。民病热中，聋瞑血溢，脓疮咳呕鼽衄渴嚏欠，喉痹[③]目赤，善暴死。

四之气，凉乃至，炎暑间化，白露降，民气和平，其病满身重。

五之气，阳乃去，寒乃来，雨乃降，气门乃闭，刚木早凋，民避寒邪，君子周密。

终之气，地气正，风乃至，万物反生，霿雾以行。其病关闭不禁[④]，心痛，阳气不藏而咳。

抑其运气，赞所不胜，必折其郁气，先取化源，暴过不生，苛疾不起，故岁宜咸辛宜酸，渗之泄之，渍之发之，观气寒温以调其过，同风热者多寒化，异风热者少寒化，用热远热，用温远温，用寒远寒，用凉远凉，食宜同法，此其道也。有假者反之，反是者病之阶也。

【注释】

①瞑：本意为闭眼、昏花迷离。引申为眼睛昏花及睡觉、打瞌睡等。

②血崩：亦称崩中、暴崩，指妇女不在经期而突然阴道大量出血的急性病症。

③喉痹：指以咽部红肿疼痛，或干燥、异物感，或咽痒不适、吞咽不利等为主要临床表现的疾病。

④关闭不禁：指大小便失调。

【译文】

只要是少阳相火司天的寅申年，气化太过，气令常常先于时令而到来。得天地之正，厥阴风木在泉，扰动地气，突起大风，草木倒伏，飞沙走石，火热之气流行，阴气运行，阳气施化，雨应时而来，木火相生，协调发挥作用，与天上的荧惑星、岁星相应，显得明亮。生长多为红色、青色的谷物。征象严厉，作用扰动，所以风热之气布达，云飞雾腾，太阴湿土逆行气交之中，寒气时常降临，寒凉雨气随之降落。人多患内寒的疾病，体外多生疮疡，腹内胀满、泄泻。圣贤之人遇到这种情况，就调和而顺适之，不与之抗争。寒热之气反复发作，人就会出现寒热疟疾、腹泻、耳聋、眼睛看不清东西、呕吐、呃逆、面部浮肿、颜色异变。

寅申纪年，客气初之气是少阴君火，地气迁移，风气胜的时候，草木摇动不宁，寒气消散，气候温暖，草木提前繁荣，即使是有寒潮到来，也很难损伤其姿容。但人易发温热病，表现为上部气郁、出血、目赤、咳嗽气逆、头痛、血崩、胁肋胀满、肌肤生疮等症状。

二之气太阴湿土当令，主气的君火被湿土所郁遏，白色尘埃四起，云气趋向雨府，风气不能胜湿土之气，细雨零落，人安康。病发热邪郁于上，咳嗽、气逆、呕吐、胸部生疮，咽喉疼痛、头痛、身体发热、昏聩、脓疮。

三之气与司天的少阳相火相合，暑热到来，主客之气都是少阳相火主事，不降雨水。人易患里热病，出现耳聋、目不明、出血、肌肤生脓疮、咳嗽、呕吐、鼻出血、口渴、打喷嚏、呵欠、喉中痹阻、目赤，而且往往突然死亡。

少阳司天之年的养生

少阳司天之年，气候比较炎热，养生必须以此为出发点。需要注意的是，如果生病需要用药，所用药物的药性要避开所主时令之气，饮食也是如此。

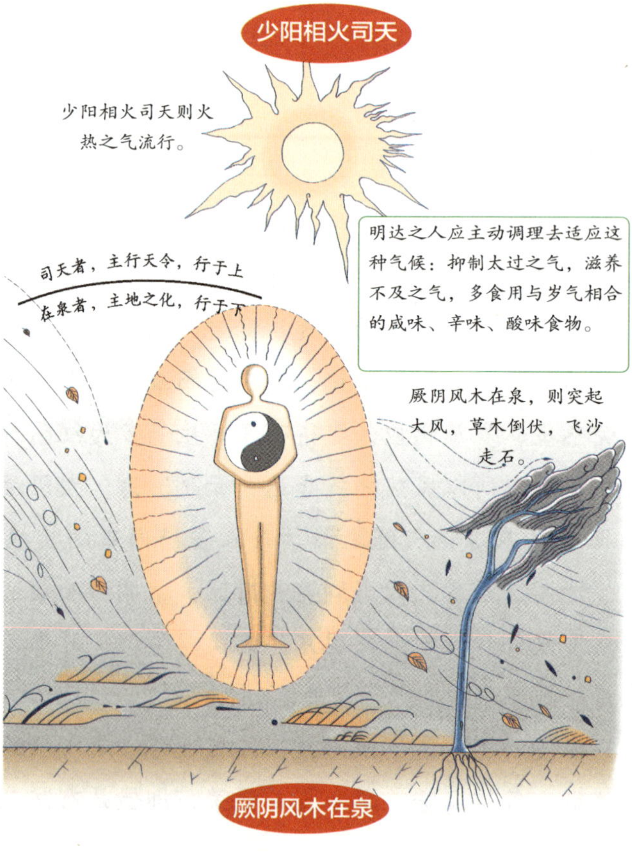
少阳相火司天
少阳相火司天则火热之气流行。
明达之人应主动调理去适应这种气候：抑制太过之气，滋养不及之气，多食用与岁气相合的咸味、辛味、酸味食物。
司天者，主行天令，行于上
在泉者，主地之化，行于下
厥阴风木在泉，则突起大风，草木倒伏，飞沙走石。
厥阴风木在泉

四之气阳明燥金当令，凉气来临，并且时而有暑热之气相间，白露下降。人们平安无事，如果发病，多为腹满、身重。

五之气为太阳寒水当令，阳气消散，降临寒气，汗孔收闭，高大挺拔的树木枝叶凋零。人要避开寒气侵犯，所居之处要固密。

终之气为在泉的厥阴风木当令，地气居于正位，风气来临，万物反季节而生发，流行雾气。人易患大小便失禁、心痛，因阳气不潜藏而致咳。

治疗原则是抑制太过的运气，扶助不及之气，减弱郁结之气，先扶助生化之源，这样运气太过的情况就不会产生，各类疾病就不会形成。所以本年内适宜于用咸味、辛味、酸味药物治疗，在治疗时应当用渗法、泄法、渍法、汗法，并根据气候的寒温调整方药，以治疗疾病。如果中运与岁气风热相同，多用寒凉药；如果中运与岁气风热不相同，就少用寒凉药。用热性药，要避开热气主令之时；用温性药，要避开温气主令之时；用寒性药，要避开寒气主令之时；用凉性药，要避开凉气主令之时。饮食调养也要遵循这个原则。如果病症有假象，表现反常，则要用反治的方法，但违反这个规律疾病就会加重。

太阴司天

太阴司天之年所出现的现象

【原文】

帝曰：善。太阴之政奈何？岐伯曰：丑未之纪也。

太阴、少角、太阳，清热胜复同，同正宫。丁丑、丁未，其运风清热。少角（初正）、太徵、少宫、太商、少羽（终）。

太阴、少徵、太阳，寒雨胜复同。癸丑、癸未，其运热寒雨。少徵、太宫、少商、太羽（终）、太角。

太阴、少宫、太阳，风清胜复同，同正宫。己丑太一天符、己未太一天符[①]，其运雨风清。少宫、太商、少羽（终）、少角（初）、太徵。

太阴、少商、太阳，热寒胜复同。乙丑、乙未，其运凉热。少商、太羽（终）、太角（初）、少徵、太宫。

太阴、少羽、太阳，雨风胜复同，同正宫。辛丑（同岁会），辛未（同岁会），其运寒雨风。少羽（终）、少角（初）、太徵、少宫、太商。

【注释】

①己丑太一天符、己未太一天符：己丑、己未之年，中运、岁支、司天之气的五行属性都为土，是为太一天符年。

【译文】

黄帝说：很好！那太阴司天的年份运气又有什么表现呢？岐伯回答说：太阴司天是地支为丑、未的年份。

丁丑年、丁未年，太阴湿土司天，太阳寒水在泉。丁壬为木运，丁为阴年，故运为少角。木运不及，中运为少角。木运不及，金气偏胜，气令清凉。金气胜极，火热之气来复。这两年相生的清气和来复的热气相同，与正宫也相同。岁运是风气，胜气是清气，复气是热气。客运和主运相同：初运少角，二运太徵，三运少宫，四运太商，终运少羽。

癸丑年、癸未年，太阴湿土司天，太阳寒水在泉。戊癸为水运，癸为阴年，故运少徵。火运不及，中运为少徵。火运不及，水气偏胜，气令寒冷。水气胜极，湿土气为复气。这两年相生的寒气和来复的湿土气相同。岁运是热气，胜气是寒气，复气是湿土气。客运五步：初运少徵，二运太宫，三运少商，四运太羽，终运太角。主运五步：初运太角，二运少徵，三运太宫，四运少商，终运太羽。

己丑年、己未年，太阴湿土司天，太阳寒水在泉。甲己为土运，己为阴年，故运为少宫。土运不及，中运为少宫。土运不及，风气偏胜，气令多风。风气胜极，清凉的金气为复气。这两年都是太一天符，相生的风气和来复的清气相同，也和正宫相同。岁运是雨气（土），胜气是风气，来复的气是清气。客运五步：初运少宫，二运太商，三运少羽，四运少角，终运太徵。主运五步：初运少角，二运太徵，三运少宫，四运太商，终运少羽。

乙丑年、乙未年，太阴湿土司天，太阳寒水在泉。乙庚为金运，乙为阴年，故运为少商。金运不及，中运为少商。金运不及，火气偏胜，气令偏热。火热胜极，寒水之气为复气。这两年相生的火热之气和来复的寒气相同。岁运是凉气，胜气是火热，复气是寒气。客运五步：初运少商，二运太羽，三运太角，四运太徵，终运太宫。主运五步：初运太角，二运少徵，三运太宫，四运少商，终运太羽。

辛丑年、辛未年，太阴湿土司天，太阳寒水在泉。丙辛为水运，辛为阴年，故运为少羽。水运不及，中运为少羽。水运不及，湿气偏胜，气令多雨。土气胜极，风木之气为复气。这两年都是同岁会，相生的雨气（土）和来复的风气相同，也和正宫同。岁运是寒气，相胜的气是雨气，复气是风

太阴司天中运不及之年所出现的现象

太阴湿土司天，太阳寒水在泉，其所主的年份为丑年和未年。下图所示为太阴湿土司天中运不及之年所出现的现象。

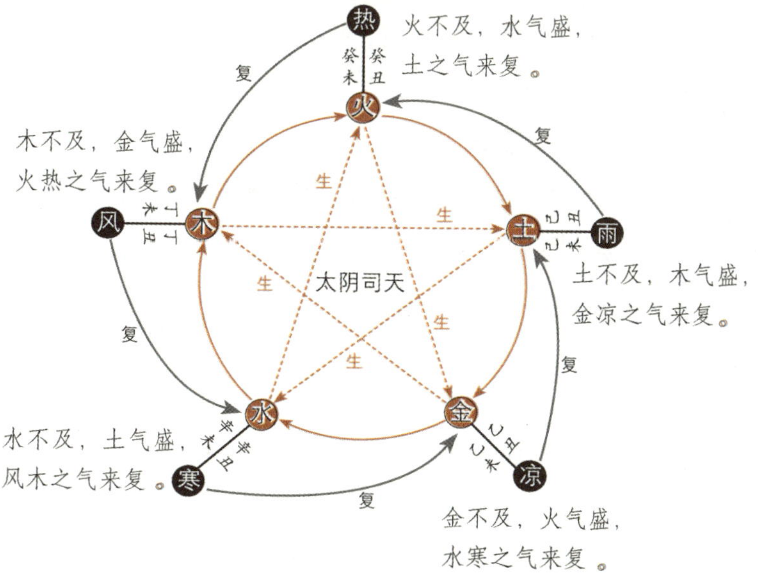

气。客运五步：初运少羽，二运少角，三运太徵，四运少宫，终运太商。主运五步：初运少角，二运太徵，三运少宫，四运太商，终运少羽。

太阴司天之年的养生原则

【原文】

凡此太阴司天之政，气化运行后天。阴专其政，阳气退避，大风时起，天气下降，地气上腾，原野昏霿，白埃四起，云奔南极，寒雨数至，物成于差夏[①]。民病寒湿，腹满身䐜愤胕肿，痞逆[②]寒厥拘急。湿寒合德，黄黑埃昏，流行气交，上应镇星辰星。其政肃，其令寂，其谷黅玄。故阴凝于上，寒积于下，寒水胜火，则为冰雹，阳光不治，杀气乃行。故有余宜高，不及宜下，有余宜晚，不及宜早，土之利，气之化也，民气亦从之，间谷命其太也。

初之气，地气迁，寒乃去，春气正，风乃来，生布万物以荣，民气条舒，风湿相薄，雨乃后。民病血溢，筋络拘强，关节不利，身重，筋痿。

二之气，大火正，物承化，民乃和。其病温厉大行，远近咸若，湿蒸相薄，雨乃时降。

三之气，天政布，湿气降，地气腾，雨乃时降，寒乃随之。感于寒湿，则民病身重胕肿，胸腹满。

四之气，畏火[③]临，溽蒸化，地气腾，天气否隔，寒风晓暮，蒸热相薄，草木凝烟，湿化不流，则白露阴布，以成秋令。民病腠理热，血暴溢疟，心腹满热胪胀，甚则胕肿。

五之气，惨令已行，寒露下，霜乃早降，草木黄落，寒气及体，君子周密，民病皮腠。

终之气，寒大举，湿大化，霜乃积，阴乃凝，水坚冰，阳光不治。感于寒，则病人关节禁固，腰脽痛，寒湿推于气交而为疾也。

必折其郁气，而取化源，益其岁气，无使邪胜，食岁谷以全其真，食间谷以保其精。故岁宜以苦燥之温之，甚者发之泄之。不发不泄，则湿气外溢，肉溃皮折而水血交流。必赞其阳火，令御甚寒，从气异同，少多其判也，同寒者以热化[④]，同湿者以燥化，异者少之，同者多之，用凉远凉，用寒远寒，用温远温，用热远热，食宜同法。假者反之，此其道也，反是者病也。

【注释】

①差夏：立秋之后，即夏末秋初。

②痞逆：指气机阻塞而上逆。

③畏火：指少阳相火。

④热化：指寒邪化热入里，寒从热化。

【译文】

只要是太阴湿土司天的丑未年，其气化不及，气令常常晚于时令而到来。阴气独擅其事，阳气退避，时常刮大风，司天之气下降于地，在泉之气上腾于天，大地昏蒙，白色尘埃四起，云气向南，经常降寒雨，作物晚熟，至夏秋之交才能采收。人易出现寒湿、腹部胀满、肢体肿胀、浮肿、气逆、寒厥、筋脉拘急等症状。司天的湿气和在泉的寒气协同，于是天空飘散着黄黑色的尘埃，天空昏暗，在气交中流动。与天上的镇星、辰星相应。征象严肃，作用主寂静。岁谷是黄色、黑色的谷物。上凝结阴湿之气，下积留水寒之气，寒水之气胜过火热之气，就会有冰雹出现，阳气不能发挥正常作用，阴寒肃杀之气流行。此对于谷物的种植，太过之年，适宜在高处种植谷物；不及之年适宜在低处种植谷物。有余的年份适宜晚种；不及的年份适宜早种。所以，种植时不仅要考虑土地的利弊，还要考虑气候的化育。人体内的气也与此相同，间谷的成熟是借助了太过的间气。

丑未纪年，客气初之气是厥阴风木，地气迁移，寒气退去，春气来临，春风和畅，生气四布，万物欣欣向荣，人心舒畅。风气克制湿气，不能及时降落雨水。人发病为出血、筋脉拘急强直、关节活动不利、身体沉重、筋骨痿弱无力。

二之气是少阴君火，火得以正化，万物得以化育，人安和。容易大肆流行温热和疠疫病，各地患者的病状几乎相同。司天的湿气与主时的火热之气交争，雨水顺时而降。

三之气是主气的少阳相火，司天的太阴湿土，湿气下降，地气上腾，应时的雨水下落，之后寒气来临。因为感受寒湿之气，所以人病身体沉重、浮肿、胸腹胀满。

四之气是少阳相火，凌驾于主气的湿土之上，湿热熏蒸，地气上升，地气与天气阻隔不通，早晚寒风吹动，蒸腾的热气与湿气相迫，雾露凝聚于草木之上，水湿之气不流动，白露暗暗四布，于是秋季的气候形成。人多出现体表发热、突然出血、心腹部发热、胀满，甚至浮肿。

五之气是阳明燥金，流行凄惨寒凉之气，寒露下降，提前降大霜，草木

太阴司天之年的养生

太阴司天之年为气运不及之年，养生要以扶助阳气为原则，在饮食和治疗方法的选择上也要注意与岁气相合。

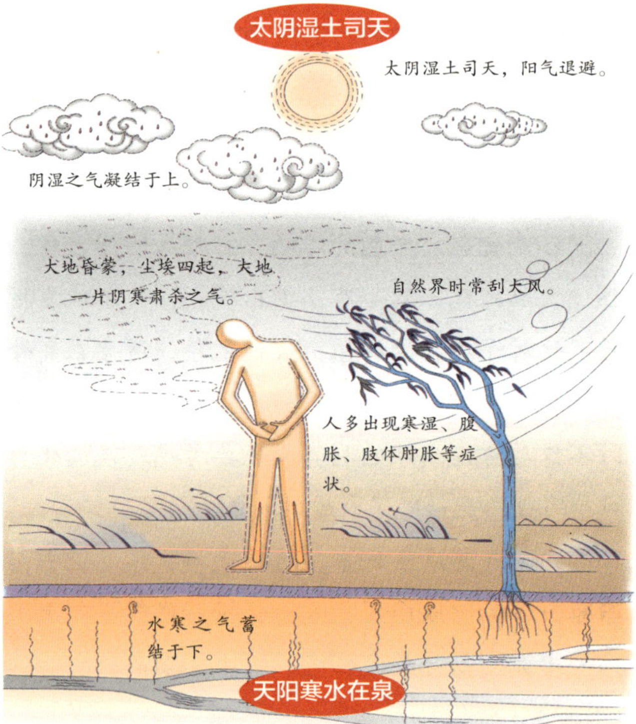

枯落凋零，寒气侵袭人体，贤明的君子，起居谨慎。人容易患皮肤肌腠部位的疾病。

终之气是太阳寒水，寒气大盛，湿气也很旺盛，积聚严霜，凝结阴气，水结成坚硬的冰块，阳气不能发挥作用。受了寒气，人易发关节僵硬、腰椎疼痛，这些都是寒湿邪气停留在气交之中而导致的疾病。

在治疗时，必须先减弱郁积之气，从生化的源头找病机，增益不足的岁气，不使邪气过盛。为保全真气食用岁气的谷物，为保养精气食用间气的谷物，所以用药时应用苦味的药物。在治疗方法上，应用燥法、温法；病情重时，可用发汗法、渗泄法。如果不用发汗、渗泄等法治疗，湿气会流溢在外，使肌肉溃烂、皮肤伤损，导致血水不断外流。此时，要扶助阳气，以抵抗寒气。根据运和气属性的异同，确定药量。如果运和气同属寒，就用热性药治疗；同属湿，就用燥性药治疗。异者少之，同者多之。用凉性药时，要避开凉气主令之时；用寒性药时，要避开寒气主令之时；用温性药时，要避开温气主令之时；用热性药时，要避开热气主令之时。饮食调养也要遵循这个原则，如果病症有假象，表现反常，则要用反治的方法，这是一般的规律。违反了这个规律，就会发病。

少阴司天

少阴司天之年所出现的现象

【原文】

帝曰：善。少阴之政奈何？岐伯曰：子午之纪也。

少阴、太角、阳明、壬子、壬午，其运风鼓，其化鸣紊启拆，其变振拉摧拔，其病支满。太角（初正），少徵、太宫、少商、太羽（终）。

少阴、太徵、阳明、戊子天符、戊午太一天符，其运炎暑，其化暄曜郁燠，其变炎烈沸腾，其病上热血溢。太徵、少宫、太商、少羽（终）、少角（初）。

少阴、太宫、阳明、甲子、甲午，其运阴雨，其化柔润时雨，其变震惊飘骤，其病中满身重。太宫、少商、太羽（终）、太角（初）、少徵。

少阴、太商、阳明、庚子（同天符）、庚午（同天符），同正商，其运凉劲，其化雾露萧瑟，其变肃杀凋零，其病下清。太商、少羽（终）、少角（初）、太徵、少宫。

少阴、太羽、阳明，丙子岁会、丙午，其运寒，其化凝惨凓冽，其变冰雪霜雹，其病寒下。太羽（终）、太角（初）、少徵、太宫、少商。

【译文】

黄帝说：很好！那少阴司天的年份运气，还有什么表现呢？岐伯回答说：少阴司天是地支为子、午的年份。

壬子年、壬午年，少阴君火司天，阳明燥金在泉。丁壬为木运，壬为阴年，故运为太角。木运太过，中运为太角。木运太过，气令多风。正常的气化是风鸣繁盛，萌芽发而地脉开。异常变化是暴风震撼，拔树折木。其引起的疾病是胸部支撑胀满。客运和主运相同：初运太角，二运少徵，三运太宫，四运少商，终运太羽。

戊子年、戊午年，少阴君火司天，阳明燥金在泉。戊癸为火运，戊为阳年，故运为太徵。火运太过，中运为太徵。戊子年是天符，戊午年是太一天符。火运太过，气候偏热。正常气化是炎热郁结，异常变化是炎暑沸腾。其引起的疾病是上热、血外溢而致的吐血、衄血等。客运五步：初运太徵，二运少宫，三运太商，四运少羽，终运少角。主运五步：初运少角，二运太徵，三运少宫，四运太商，终运少羽。

甲子年、甲午年，少阴君火司天，阳明燥金在泉。甲己为土运，甲为阳年，故运为太宫。土运太过，中运为太宫。土运太过，气令多阴雨。正常气化是柔和润泽，异常变化是风雷震惊，暴雨骤临。其引起的疾病是腹中胀满、身体沉重。客运五步：客运初运太宫，二运少商，三运太羽，四运少角，终运太徵。主运五步：初运太角，二运少徵，三运太宫，四运大商，终运少羽。

庚子年、庚午年，少阴君火司天，阳明燥金在泉。乙庚为金运，庚为阳年，故运为太商。金运太过，中运为太商。这两年都是同天符，也和正商同。金运清凉迅疾，正常气化是雾露萧瑟，异常变化是金气肃杀，草木凋零。发病常见于阳明燥金在泉清冷之气所致的疾病。客运五步：初运太商，二运少羽，三运少角，四运太徵，终运少宫。主运五步：初运少角，二运太徵，三运少宫，四运太商，终运少羽。

丙子年、丙午年，少阴君火司天，阳明燥金在泉。丙辛为水运，丙为阳年，故运为太羽。水运太过，中运为太羽。丙子年是岁会。水运太过，气令偏寒。正常的气化是寒气凛冽，凄惨凝敛，异常变化是霜雪冰雹。其引起的疾病是下部寒证。客运五步：初运太羽，二运太角，三运少徵，四运太宫，终运少商。主运五步：初运太角，二运少徵，三运太宫，四运少商，终运太羽。

少阴司天之年所出现的现象

少阴司天之年，阳明燥金在泉，其所主年份为子年和午年。在这些年份所出现的现象如图所示：

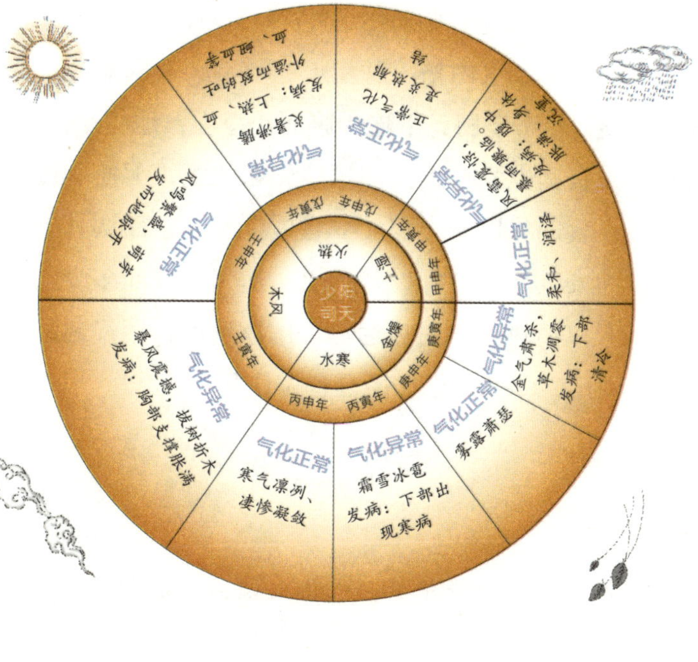

少阴司天之年的养生原则

【原文】

凡此少阴司天之政，气化运行先天，地气肃，天气明，寒交暑，热加燥，云驰雨府，湿化乃行，时雨乃降，金火合德，上应荧惑太白。其政明，其令切，其谷丹白。水火寒热，持于气交而为病始也，热病生于上，清病生于下，寒热凌犯而争于中，民病咳喘，血溢血泄鼽嚏，目赤眦疡，寒厥入胃，心痛腰痛，腹大嗌干肿上。

初之气，地气迁，燥将去，寒乃始，蛰复藏，水乃冰，霜复降，风乃至，阳气郁，民反周密，关节禁固，腰脽痛，炎暑将起，中外疮疡。

二之气，阳气布，风乃行，春气以正，万物应荣，寒气时至，民乃和。其病淋，目瞑目赤，气郁于上而热。

三之气，天政布，大火行，庶类番鲜，寒气时至。民病气厥心痛，寒热更作，咳喘目赤。

四之气，溽暑至，大雨时行，寒热互至。民病寒热，嗌干黄瘅，鼽衄饮发。

五之气，畏火临，暑反至，阳乃化，万物乃生乃长荣，民乃康，其病温。

终之气，燥令行，余火内格，肿于上，咳喘，甚则血溢。寒气数举，则霿雾翳，病生皮腠，内舍于胁，下连少腹而作寒中，地将易也。

必抑其运气，资其岁胜，折其郁发，先取化源，无使暴过而生其病也。食岁谷以全真气，食间谷以避虚邪。岁宜咸以耎之，而调其上，甚则以苦发之；以酸收之，而安其下，甚则以苦泄之。适气同异而多少之，同天气者以寒清化，同地气者以温热化，用热远热，用凉远凉，用温远温，用寒远寒，食宜同法。有假则反，此其道也，反是者病作矣。

【译文】

只要是少阴君火司天的子午年，气化太过，气令常常先于时令而到来。

地气清肃，天气明朗，寒暑相交，燥热相加，金气和火气协调为用，与天上的荧惑星、太白星相应。天气光亮明曜，地气肃杀，多生长红色、白色的谷物，水火寒热之气相持在气交中而生病。开始时，热性病发生在上部，寒性病发生在下部，后寒热二气相互凌犯，争持到中部。人们易发咳嗽、气喘、吐血、衄血、便血、鼻塞、打喷嚏、目赤、眼角生疮、寒气入胃、心痛、腰痛、腹部胀大、咽喉干燥、上部肿等。

子午纪年，客气初之气是太阳寒水，地气迁移，燥气消散，寒气产生，蛰虫潜藏，水结冰，降寒霜，风气产生，春阳之气被寒所郁，人们反而居处密室，以避寒气，病大多数是关节僵硬，腰、臀部疼痛。当炎热来临时，里外都生疮疡。

二之气是厥阴风木，开始布达阳气，风气运行，春气施化，万物繁荣，寒气时常来临，人安和。如果有疾病，多是小便不畅且涩痛、两目红赤、视物不清、气郁结于上而发热。

三之气是司天的少阴君火，流行火热之气，万物繁茂艳丽，时而有寒邪

少阴司天之年的养生

少阴司天之年，为气运太过之年，人发病主要在中部。养生要以保全真气为原则，食用与岁气相合的食物，在药物的选择方面主要用泻下苦味药。

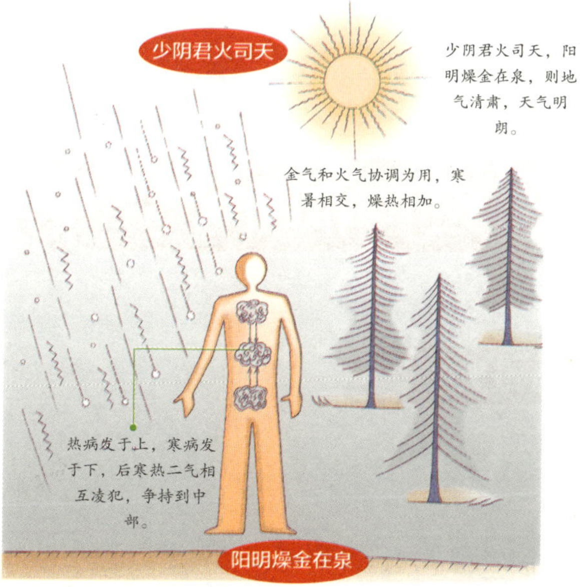
少阴君火司天
少阴君火司天，阳明燥金在泉，则地气清肃，天气明朗。
金气和火气协调为用，寒暑相交，燥热相加。
热病发于上，寒病发于下，后寒热二气相互凌犯，争持到中部。
阳明燥金在泉

侵袭。人易发气逆、心痛、寒热交替发作、咳嗽、喘气、目赤等。

四之气是太阴湿土，暑湿来临，常降大雨，寒热交互产生。人易患寒热、咽喉干燥、黄疸、鼻衄、水饮等病症。

五之气是少阳相火，少阳相火降临，产生暑气，阳气化生，万物复生并生长繁荣，人安康。如果发病，多数是温热性疾病。

终之气是在泉的阳明燥金，燥气流行，余热阻塞于内，于是肿现上部，出现咳嗽、气喘，甚至出现吐血、衄血等症状。寒气常兴起，云雾迷漫。这时疾病多生于皮肤肌腠，内停留于胁肋，向下连于小腹部而形成内寒性疾病。到终之气末，在泉之气就要改变了。

在治疗时，必须抑制太过的运气，滋养岁气所胜之气，折损郁结之气，先开发不胜之气的化源，不要使运气太过而生病，为保全其真气食用和岁气相应的谷物，为祛除邪气食用和间气相应的谷物。用药方面，为调其上宜用咸味药软坚，甚至为发散火邪用苦味药，为安其下用酸味药收敛，甚至为泻下还可以用苦味药。根据运气属性的不同，确定用药的多少。中运和司天之气都热者，用寒凉药清化；中运和在泉之气都凉者，用温性药热化。用热性药，要避开热气主令之时；用凉性药，要避开凉气主令之时；用温性药，要避开温气主令之时；用寒性药，要避开寒气主令之时。饮食调养也要遵循这一原则。如果病症有假象，表现反常，则要用反治的方法，这是一般规律。违反这个规律，就会发病。

厥阴司天

厥阴司天之年所出现的现象

【原文】

帝曰：善。厥阴之政奈何？岐伯曰：巳亥之纪也。

厥阴、少角、少阳，清热胜复同，同正角。丁巳天符、丁亥天符，其运风清热。少角（初正）、太徵、少宫、太商、少羽（终）。

厥阴、少徵、少阳，寒雨胜复同。癸巳（同岁会）、癸亥（同岁会），其运热寒雨。少徵、太宫、少商、太羽（终）、太角（初）。

厥阴、少宫、少阳，风清胜复同，同正角。己巳，己亥，其运雨风清。少宫、太商、少羽（终）、少角（初）、太徵。

厥阴、少商、少阳，热寒胜复同，同正角。乙巳、乙亥，其运凉热寒。少商、太羽（终）、太角（初）、少徵、太宫。

厥阴、少羽、少阳，雨风胜复同。辛巳、辛亥，其运寒雨风。少羽（终）、少角（初），太徵、少宫、太商。

【译文】

黄帝说：很好！那厥阴司天的年份运气，有什么表现呢？岐伯回答说：厥阴司天是地支为巳、亥的年份。

丁巳年、丁亥年，厥阴风木司天，少阳相火在泉。丁壬为木运，丁为阴年，故运为少角。木运不及，中运为少角。木运不及，金气偏胜，气令清凉。金气胜极，火热来复。这两年都是天符，相胜的清气和来复的热气相同，同正角。岁运是风，胜气是清气，复气是热气。客运和主运相同：初运少角，二运太徵，三运少宫，四运太商，终运少羽。

癸巳年、癸亥年，厥阴风木司天，少阳相火在泉。戊癸为火运，癸为阴年，故运少徵。火运不及，中运为少徵。火运不及，寒水偏胜，气令寒冷。水气胜极，土湿之气来复。这两年都是岁会，相生的寒气和来复的雨气相同。岁运是热，相生的气是寒气，复气是雨气。客运五步：初运少徵，二运太宫，三运少商，四运太羽，终运太角。主运五步：初运太角，二运少徵，三运太宫，四运少商，终运太羽。

己巳年、己亥年，厥阴风木司天，少阳相火在泉。甲己为土运，己为阴年，故运为少宫。土运不及，中运为少宫。土运不及，风木气胜，气令多风。木气胜极，金气来复。这两年相胜的风气和来复的清气相同，同正角。

岁运是雨气，胜气是风气，复气是清气。客运五步：初运少宫，二运太商，三运少羽，四运少角，终运太徵。主运五步：初运少角，二运太徵，三运少宫，四运太商，终运少羽。

乙巳年、乙亥年，厥阴风木司天，少阳相火在泉。乙庚为金运，乙为阴年，故运为少商。金运不及，中运为少商。金运不及，火热之气偏胜，气令多炎热。火气胜极，寒水之气来复。这两年相胜的热气和来复的寒气相同，同正角。岁运是凉，胜气是热气，复气是寒气。客运五步：初运少商，二运太羽，三运太角，四运少徵，终运少宫。主运五步：初运太角，二运少徵，三运太宫，四运少商，终运太羽。

辛巳年、辛亥年，厥阴风木司天，少阳相火在泉。丙辛为水运，辛为阴年，故运少羽。水运不及，中运为少羽。水运不及，湿土之气偏胜，气令多雨。土气胜极，风木之气来复。这两年相胜的雨气和来复的风气相同。岁运是寒，胜气是雨气，复气是风气。客运五步：初运少羽，二运少角，三运太徵，四运少宫，终运太商。主运五步：初运少角，二运太徵，三运少宫，四运太商，终运少羽。

厥阴司天之年所出现的现象

厥阴风木司天，少阳相火在泉，其所主的年份为巳年和亥年，在这些年份所出现的现象如图所示：

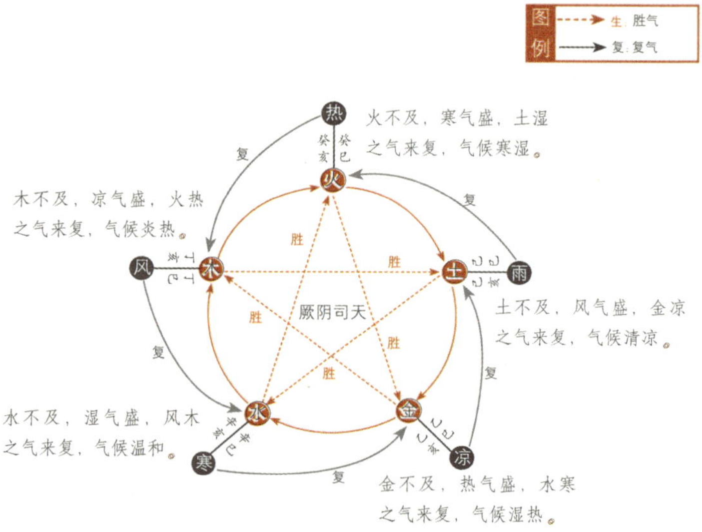

厥阴司天之年的养生原则

【原文】

凡此厥阴司天之政，气化运行后天，诸同正岁[①]，气化运行同天，天气扰，地气正，风生高远，炎热从之，云趋雨府，湿化乃行，风火同德，上应岁星荧惑。其政挠，其令速，其谷苍丹，间谷言太者，其耗文角品羽。风燥火热，胜复更作，蛰虫来见，流水不冰，热病行于下，风病行于上，风燥胜复形于中。

初之气，寒始肃，杀气方至，民病寒于右之下。

二之气，寒不去，华雪水冰，杀气施化，霜乃降，名草上焦，寒雨数至，阳复化，民病热于中。

三之气，天政布，风乃时举，民病泣出耳鸣掉眩。

四之气，溽暑湿热相薄，争于左之上，民病黄瘅而为胕肿。

五之气，燥湿更胜，沉阴乃布，寒气及体，风雨乃行。

终之气，畏火司令，阳乃大化，蛰虫出见，流水不冰，地气大发，草乃生，人乃舒，其病温厉。

必折其郁气，资其化源，赞其运气，无使邪胜。岁宜以辛调上，以咸调下，畏火之气，无妄犯之。用温远温，用热远热，用凉远凉，用寒远寒，食宜同法。有假反常，此之道也，反是者病。

【注释】

①正岁：指平气之年。

【译文】

只要是厥阴风木司天的巳亥年，气化不及，六气的气化和五运的运行都晚于天时而来临。只要属平气之年，气化运行和天时相同。司天之气扰

厥阴司天之年的养生

厥阴司天为中运不及之年，疾病多发生在中部。养生要以扶助不足之气、抑制太过之气为原则，食用与岁气相合的食物。

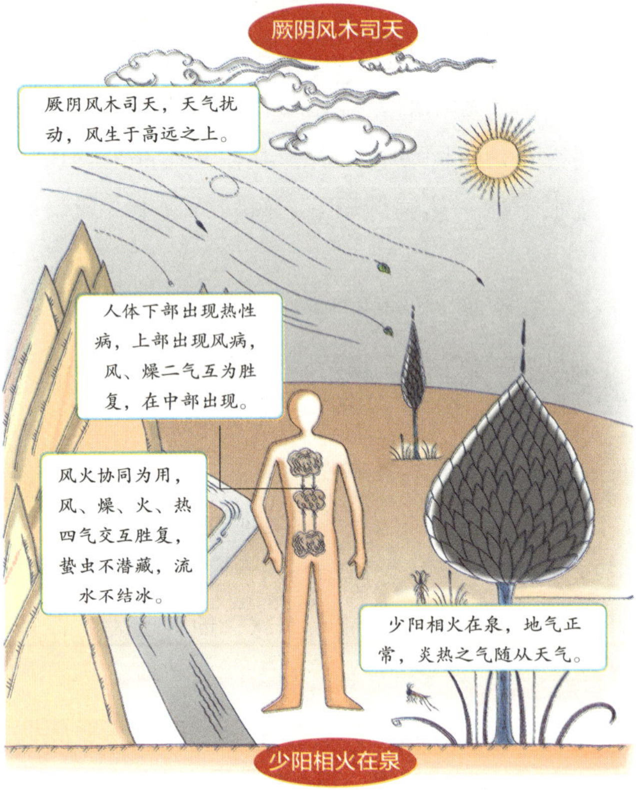

动，在泉之气正化，司天的风气生于高远之上，在泉的炎热之气随从天气，云趋向雨府，湿气敷布流行。风火协同为用，与天上的岁星、荧惑星相应。征象是扰动，作用是急速。生长的是青色、红色的谷物，间谷因为得到太过的间气而成熟。出现风、燥、火、热四气交互胜复，蛰虫不潜藏，流水不结冰。人体下部出现热性病，上部出现风病。风气、燥气互为胜复，在中部出现。

已亥纪年，客气初之气是阳明燥金，寒气劲切，肃杀之气方来，人容易患右胁下寒冷性疾病。

二之气是太阳寒水，寒气不散，雪花纷飞，水结冰，肃杀之气用事，严霜下降，草木上部焦枯，频繁降寒雨。如果阳气来复，人易患里热病。

三之气是司天的厥阴风木，风气时起，人易患迎风流泪、耳鸣、头眩晕。

四之气是少阴君火，暑湿来临，湿热相迫，交争于长夏，人易患黄疸、浮肿。

五之气是太阴湿土，湿气与燥气互为胜复，布化阴沉之气，寒邪伤人体，流行风雨。

终之气是在泉的少阳相火当令，阳气施化，蛰虫不潜藏，流水不结冰，地气升发，草木萌生，人感觉舒适。如果生病，大多患温病和疫疠。

在治疗时，必须减弱郁结之气，助其生化之源，扶助其不足的运气，避免邪气过盛。这两年，为调上部应用辛味的药，为调下部用咸味药，不能随意触犯相火。用温性药，当避开温气主令之时；用热性药，当避开热气主令之时；用凉性药，当避开凉气主令之时；用寒性药，当避开寒气主令之时。饮食调养也要遵循这个原则。如果病症有假象，表现反常，则要用反治的方法，这是一般规律。违反这个规律，就会发病。

六气运行与相应、不相应的判断

【原文】

帝曰：善。夫子之言，可谓悉矣，然何以明其应乎？岐伯曰：昭乎哉问也！夫六气者，行有次，止有位，故常以正月朔日①平旦视之，睹其位而知其所在矣。运有余，其至先，运不及，其至后，此天之道，气之常也。运非有余非不足，是谓正岁，其至当其时也。

帝曰：胜复之气，其常在也，灾眚时至，候也奈何？岐伯曰：非气化者，是谓灾也。

帝曰：天地之数②，终始奈何？岐伯曰：悉乎哉问也！是明道也。数之始，起于上而终于下，岁半之前，天气主之，岁半之后，地气主之，上下交互，气交主之，岁纪毕矣。故曰：位明③气月④，可知乎，所谓气⑤也。

帝曰：余司其事，则而行之，不合其数，何也？岐伯曰：气用有多少，化治有盛衰，衰盛多少，同其化也。

帝曰：愿闻同化何如？岐伯曰：风温春化同，热曛昏火夏化同，胜与复同，燥清烟露秋化同，云雨昏暝埃长夏化同，寒气霜雪冰冬化同，此天地五运六气之化，更用盛衰之常也。

【注释】

①正月朔日：农历正月初一。

②天地之数：指天地之气的运行规律。

③位明：司天、在泉，五运，六气之时位明确。

④气月：每月的运和气。

⑤气：指五运、六气。

【译文】

黄帝说：很好！先生讲得很详尽，但是怎样判断运气和时令是否相应呢？岐伯回答说：您问得真高明啊！六气的运行有一定的次序，终止有一定的方位，所以观察时要在每年正月初一的早晨，观察六气和时令的相应位置。中运太过的年份，气先于时令而来临；中运不及的年份，气后于时令而来临。这是自然规律，也是正常的六气运行情况。中运既不是太过，也不是

司天、在泉之气的变化

这幅图表现了一年内的运气变化规律，具体如何表现还要看这一年内司天、在泉之气是什么气。

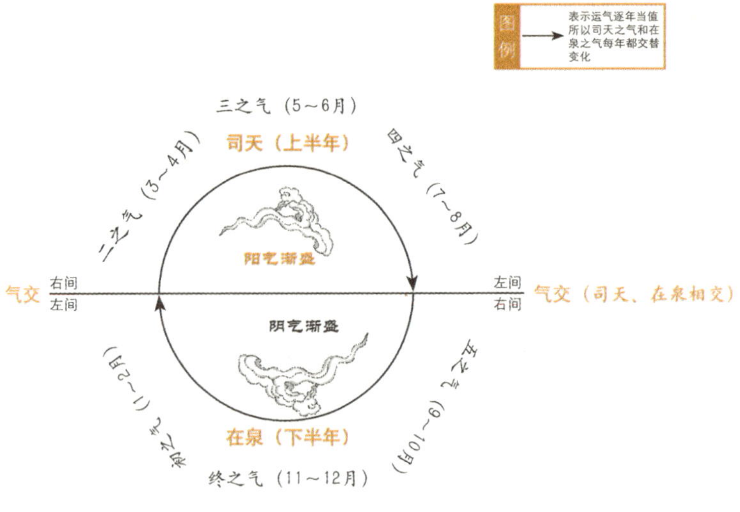

不及，这就是正岁，这时气的来临恰好和时令相合。

黄帝说：自然界经常存在胜气和复气，怎样预测灾害的产生？岐伯回答说：灾害就是不正常的气化。

黄帝说：司天、在泉的规律，是怎样开始和结束的呢？岐伯回答说：您问得真全面呀！这才是高明的道理。司天、在泉之数，是始于司天，终于在泉。上半年，由司天主导；下半年，由在泉主导。司天、在泉的相交处，为气交所主导，这就是一年的气化规律。所以说，明白了六气与节气相应的时间和位置，就知道了天地之气的运行规律。

黄帝说：我用以上的规律观察气运，并按照这个原则去推行，但有时不完全符合实际的情况，这是什么原因呢？岐伯回答说：六气的作用有多有少，六气与五运的化合有盛有衰，是因为有多少、盛衰的差异，所以就出现"同化"的问题。

黄帝说：同化又是怎样的呢？岐伯回答说：春天的木气同化与风温的气令相同，夏天的火气同化与炎热沉闷的暑令相同，复气与胜气的同化也相同，秋天的金气同化与干燥清凉烟雾寒露的气令相同，长夏的土气同化与云雨尘埃昏蒙的气令相同，冬季的水气同化与寒气霜雪冰雹的气令相同。这就是自然界五运六气的气化及相互作用而发生盛衰变化的一般规律。

在泉之气与五运的同化

【原文】

帝曰：五运行同天化者，命曰天符，余知之矣。愿闻同地化者何谓也？岐伯曰：太过而同天化者三，不及而同天化者亦三，太过而同地化者三，不及而同地化者亦三，此凡二十四岁也。

帝曰：愿闻其所谓也？岐伯曰：甲辰，甲戌，太宫，下加太阴，壬寅，壬申，太角，下加厥阴，庚子，庚午，太商，下加阳明，如是者三。

癸巳，癸亥，少徵，下加少阳，辛丑，辛未，少羽，下加太阳，癸卯，癸酉，少徵，下加少阴，如是者三。

戊子，戊午，太徵，上临少阴，戊寅，戊申，太徵，上临少阳，丙辰，丙戌，太羽，上临太阳，如是者三。

丁巳，丁亥，少角，上临厥阴，乙卯，乙酉，少商，上临阳明，己丑，己未，少宫，上临太阴，如是者三。除此二十四岁，则不加不临也。

帝曰：加者何谓？岐伯曰：太过而加同天符，不及而加同岁会也。

帝曰：临者何谓？岐伯曰：太过不及，皆曰天符，而变行有多少，病形有微甚，生死有早晏耳！

【译文】

黄帝说：我已知道中运与司天之气相一致的就称为天符，请问在泉之气与中运相同的是怎样的呢？岐伯回答说：中运太过与司天之气相同的有三种情况，中运不及与司天之气相同的也有三种情况；中运太过与在泉之气相同的也有三种情况，中运不及与在泉之气相同的也有三种情况。一共二十四年。

黄帝说：希望听您具体谈一谈指的哪些年份？岐伯回答说：甲辰年、甲戌年，中运为太宫，土运太过，下加太阴湿土在泉；壬寅年、壬申年，中运为太角，木运太过，下加厥阴风木在泉；庚子年、庚午年，中运为太商，金运太过，下加阳明燥金在泉。以上就是岁运太过与在泉之气相同的三种情况。

癸巳年、癸亥年，中运为少徵，火运不及，下加少阳相火在泉；辛丑年、辛未年，中运为少羽，水运不及，下加太阳寒水在泉；癸卯年、癸酉年，中运为少徵，火运不及，下加少阴君火在泉。以上就是岁运不及而与在泉之气相同的三种情况。

戊子年、戊午年，中运为太徵，火运太过，上临少阴君火司天；戊寅年、戊申年，中运为太徵，火运太过，上临少阳相火司天；丙辰年、丙戌年，中运为太羽，水运太过，上临太阳寒水司天。以上就是岁运太过而与司天相同的三种情况。

丁巳年、丁亥年，中运为少角，木运不及，上临厥阴风木司天；乙卯年、乙酉年，中运为少商，金运不及，上临阳明燥金司天；己丑年、己未年，中运为少宫，土运不及，上临太阴湿土司天。以上就是岁运不及而与司天相同的三种情况。除了这二十四年以外，都没有中运和司天、在泉之气相同的加临了。

同天符、同岁会

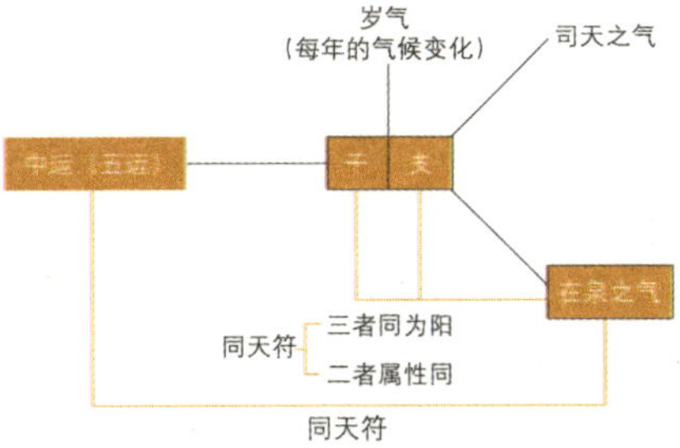

同天符

凡年干与年支均属阳（阳年），同时值年大运又与同年在泉之气的五行属性相同，便叫做同天符。如，庚子年，年干庚属阳干，年支子为阳支。庚子年大运为金，在泉之气是阳明燥金。大运与在泉之气同属金，所以庚子年便是同天符之年。

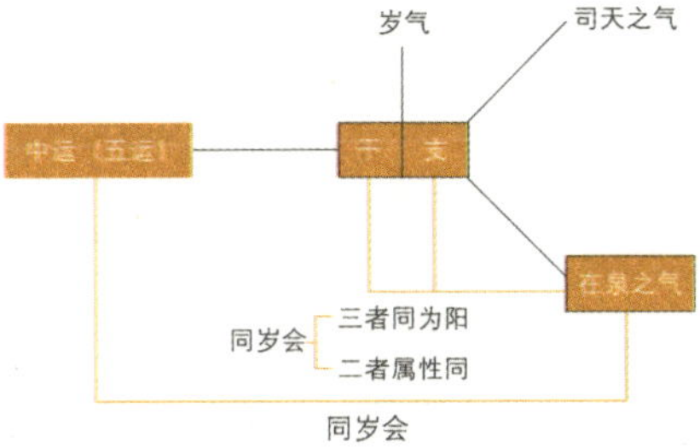

同岁会

凡是年干与年支都属阴（阴年），同时值年大运又与同年在泉之气的五行属性相同，称为同岁会。如，辛丑年，年干辛为阴干，年支丑为阴支。辛丑年的大运是水运，在泉之气是太阳寒水。大运和在泉之气同属水，所以辛丑年便是同岁会之年。

黄帝说：在泉之气与中运相加叫什么？岐伯回答说：在泉之气与太过的中运相加，称作同天符，在泉之气与不及的中运相加，称作同岁会。

黄帝又道：中运和司天之气相临叫什么？岐伯回答说：司天之气与太过、不及的中运相临，都称作天符。只是运气变化有多有少，病情有轻有重，生死有早有晚而已。

时令与药性的选择

【原文】

帝曰：夫子言用寒远寒，用热远热，余未知其然也。愿闻何谓远①？岐伯曰：热无犯热，寒无犯寒，从者和，逆者病，不可不敬畏而远之，所谓时兴六位也。

帝曰：温凉何如？岐伯曰：司气以热，用热无犯，司气以寒，用寒无犯，司气以凉，用凉无犯，司气以温，用温无犯，间气同其主无犯，异其主则小犯之，是谓四畏[②]，必谨察之。

帝曰：善。其犯者何如？岐伯曰：天气反时，则可依时，及胜其主则可犯，以平为期，而不可过，是谓邪气反胜者。故曰：无失天信，无逆气宜，无翼[③]其胜，无赞其复，是谓至治。

【注释】

①远：远离，即“热无犯热，寒无犯寒”。

②四畏：四，指寒热温凉。畏，即怕，躲避。

③翼：羽翼，帮助。

【译文】

黄帝说：您说用寒性药时，要避开寒气所主的时令；用热性药，要避开热气所主的时令。为什么要这样呢？请您谈一谈怎样才算避开。岐伯回答说：用热性药不要触犯热的气候；用寒性药不要触犯寒的气候。顺应这一原则就平和，违背就会产生疾病。所以在治疗时，应小心谨慎地避免这种情况的发生，这就是所说的顺应四时寒、热、温、凉，适应六气六步的盛衰。

黄帝说：温凉应怎样去适应呢？岐伯回答说：主时之气是热时，不要用热性药触犯；主时之气是寒时，不要用寒性药触犯；主时之气是凉时，不要用凉性药触犯；主时之气是温时，不要用温性药触犯。间气与主气相同的，在用药时不要触犯；间气与主气略有不同的，在用药时可稍有触犯。寒、热、温、凉四气不可触犯，这就是所说的“四畏”，诊断时务必慎重考察。

黄帝说：讲得好！如果触犯了会怎么样？岐伯回答说：天气如果与时令节气表现反常，要依照时令节气；如果邪气过胜就要施治，以达到平衡为目的，不可太过，这就是邪气亢胜的情况。所以，不要违逆了自然时令和六气，不要帮助胜气，也不要扶助复气，这就是最好的治疗原则。

五运之气与主岁之年的常数

【原文】

帝曰：善。五运气行主岁之纪，其有常数乎？岐伯曰：臣请次之。

甲子、甲午岁，上少阴火，中太宫土运，下阳明金[1]，热化二，雨化五，燥化四，所谓正化日也。其化上咸寒，中苦热，下酸热，所谓药食宜也。

乙丑、乙未岁，上太阴土，中少商金运，下太阳水。热化寒化胜复同，所谓邪气化日[2]也。灾七宫[3]。湿化五，清化四，寒化六，所谓正化日也。其化上苦热，中酸和，下甘热，所谓药食宜也。

丙寅、丙申岁，上少阳相火，中太羽水运，下厥阴木，火化二，寒化六，风化三，所谓正化日也。其化上咸寒，中咸温，下辛温，所谓药食宜也。

丁卯（岁会）、丁酉岁，上阳明金，中少角木运，下少阴火，清化热化胜复同，所谓邪气化日也。灾三宫。燥化九，风化三，热化七，所谓正化日也。其化上苦小温，中辛和，下咸寒，所谓药食宜也。

戊辰、戊戌岁，上太阳水，中太徵火运，下太阴土，寒化六，热化七，湿化五，所谓正化日也。其化上苦温，中甘和，下甘温，所谓药食宜也。

己巳、己亥岁，上厥阴木，中少宫土运，下少阳相火，风化清化胜复同，所谓邪气化日也。灾五宫。风化三，湿化五，火化七，所谓正化日也。其化上辛凉，中甘和，下咸寒，所谓药食宜也。

庚午（同天符）、庚子岁（同天符），上少阴火，中太商金运，下阳明金，热化七，清化九，燥化九，所谓正化日也。其化上咸寒，中辛温，下酸温，所谓药食宜也。

辛未（同岁会）、辛丑岁（同岁会），上太阴土，中少羽水运，下太阳水，雨化风化胜复同，所谓邪气化日也。灾一宫。雨化五，寒化一，所谓正化日也。其化上苦热，中苦和，下苦热，所谓药食宜也。

壬申（同天符）、壬寅岁（同天符），上少阳相火，中太角木运，下厥阴木。火化二，风化八，所谓正化日也。其化上咸寒，中酸和，下辛凉，所谓药食宜也。

癸酉（同岁会）、癸卯（同岁会）岁，上阳明金，中少徵火运，下少阴火。寒化雨化胜复同，所谓邪气化日也。灾九宫。燥化九，热化二，所谓正化日也。其化上苦小温，中咸温，下咸寒，所谓药食宜也。

甲戌（岁会同天符）、甲辰岁（岁会同天符），上太阳水，中太宫土运，下太阴土，寒化六，湿化五，正化日也。其化上苦热，中苦温，下苦温，药食宜也。

乙亥、乙巳岁，上厥阴木，中少商金运，下少阳相火，热化寒化胜复同，邪气化日也。灾七宫。风化八，清化四，火化二，正化度也。其化上辛凉，中酸和，下咸寒，药食宜也。

丙子（岁会）、丙午岁，上少阴火，中太羽水运，下阳明金，热化二，寒化六，清化四，正化度也。其化上咸寒，中咸热，下酸温，药食宜也。

丁丑、丁未岁，上太阴土，中少角木运，下太阳水，清化热化胜复同，邪气化度也。灾三宫。雨化五，风化三，寒化一，正化度也。其化上苦温，中辛温，下甘热，药食宜也。

戊寅、戊申岁（天符），上少阳相火，中太徵火运，下厥阴木，火化七，风化三，正化度也。其化上咸寒，中甘和，下辛凉，药食宜也。

己卯、己酉岁，上阳明金，中少宫土运，下少阴火，风化清化胜复同，邪气化度也。灾五宫。清化九，雨化五，热化七，正化度也。其化上苦小温，中甘和，下咸寒，药食宜也。

庚辰、庚戌岁，上太阳水，中太商金运，下太阴土，寒化一，清化九，雨化五，正化度也。其化上苦热，中辛温，下甘热，药食宜也。

辛巳、辛亥岁，上厥阴木，中少羽水运，下少阳相火，雨化风化胜复同，邪气化度也。灾一宫。风化三，寒化一，火化七，正化度也。其化上辛凉，中苦和，下咸寒，药食宜也。

壬午、壬子岁，上少阴火，中太角木运，下阳明金，热化二，风化八，清化四，正化度也。其化上咸寒，中酸凉，下酸温，药食宜也。

癸未、癸丑岁，上太阴土，中少徵火运，下太阳水，寒化雨化胜复同，邪气化度也。灾九宫。雨化五，火化二，寒化一，正化度也。其化上苦温，中咸温，下甘热，药食宜也。

甲申、甲寅岁，上少阳相火，中太宫土运，下厥阴木，火化二，雨化五，风化八，正化度也。其化上咸寒，中咸和，下辛凉，药食宜也。

乙酉（太一天符）、乙卯岁（天符），上阳明金，中少商金运，下少阴火，热化寒化胜复同，邪气化度也。灾七宫。燥化四，清化四，热化二，正化度也。其化上苦小温，中苦和，下咸寒，药食宜也。

丙戌（天符）、丙辰岁（天符），上太阳水，中太羽水运，下太阴土，寒化六，雨化五，正化度也。其化上苦热，中咸温，下甘热，药食宜也。

丁亥（天符）、丁巳岁（天符），上厥阴木，中少角木运，下少阳相火，清化热化胜复同，邪气化度也。灾三宫。风化三，火化七，正化度也。其化上辛凉，中辛和，下咸寒，药食宜也。

戊子（天符）、戊午岁（太一天符），上少阴火，中太徵火运，下阳明金，热化七，清化九，正化度也。其化上咸寒，中甘寒，下酸温，药食宜也。

己丑（太一天符）、己未岁（太一天符），上太阴土，中少宫土运，下太阳水，风化清化胜复同，邪气化度也。灾五宫。雨化五，寒化一，正化度也。其化上苦热，中甘和，下甘热，药食宜也。

庚寅、庚申岁，上少阳相火，中太商金运，下厥阴木，火化七，清化九，风化三，正化度也。其化上咸寒，中辛温，下辛凉，药食宜也。

辛卯、辛酉岁，上阳明金，中少羽水运，下少阴火，雨化风化胜复同，邪气化度也。灾一宫。清化九，寒化一，热化七，正化度也。其化上苦小温，中苦和，下咸寒，药食宜也。

壬辰、壬戌岁，上太阳水，中太角木运，下太阴土，寒化六，风化八，雨化五，正化度也。其化上苦温，中酸和，下甘温，药食宜也。

癸巳（同岁会）、癸亥（同岁会），上厥阴木，中少徵火运，下少阳相火，寒化雨化胜复同，邪气化度也。灾九宫。风化八，火化二，正化度也。其化上辛凉，中咸和，下咸寒，药食宜也。

凡此定期之纪，胜复正化，皆有常数，不可不察。故知其要者，一言而终，不知其要，流散无穷，此之谓也。

【注释】

①上少阴火，中太宫土运，下阳明金：上，指司天；中，指中运；下，指在泉。

②邪气化日：指反常的气令变化。

③灾七宫：七，洛书之数，七宫为西方金位。指灾变发生在西方。

【译文】

黄帝说：很好！五运之气运行和主岁之年有常数吗？岐伯回答说：请让我依次讲一讲吧！

甲子年、甲午年

少阴君火司天，土运太过，中运是太宫，阳明燥金在泉。司天热化数是二，中土运雨化数是五，在泉燥化数是四。这两年既没有胜气又没有复气，就叫正化日。气化所引起疾病的治疗，因司天热化所致的疾病，适宜用咸寒之品；因中运雨化所致的疾病，适宜用苦热之品；因在泉燥化所致的疾病，适宜用酸热之品。这就是药物与食品的性味与运气相适宜。

乙丑年、乙未年

太阴湿土司天，金运不及，中运是少商，太阳寒水在泉。这两年热化的胜气和寒化的复气相同，因为出现胜气、复气，就叫邪气化日。在西方七宫出现灾害。司天湿化数是五，中金运清化数是四，在泉寒化数是六，这是正化日。气化所引起疾病的治疗，因司天温化所致的疾病，适宜用苦热之品；因中运清化所致的疾病，适宜用酸平之品；因在泉寒化所致的疾病，适宜用甘热之品。这就是药物与食品的性味与运气相适宜。

丙寅年、丙申年

少阳相火司天，水运太过，中运是太羽，厥阴风木在泉。司天火化数是二，中水运寒化数是六，在泉风化数是三，这是所说的正化日。其气化所引起疾病的治疗，因司天火化所致的疾病，适宜用咸寒之品；因中运寒化所致的疾病，适宜用咸温之品；在泉风化所致的疾病，适宜用辛温之品。这就是药物与食品的性味与运气相适宜。

丁卯年、丁酉年

阳明燥金司天，木运不及，中运是少角，少阴君火在泉。这两年清化的胜气和热化的复气相同，就是所说的邪气化日。在东方三宫出现灾害。司天燥化数是九，中木运风化数是三，在泉热化数是七，就是所说的正化日。其气化所引起疾病的治疗，因司天燥化所致的疾病，适宜用苦微温之品；因中运风化所致的疾病，适宜用辛和之品；因在泉热化所致的疾病，适宜用咸寒之品。这就是药物与食品的性味与运气相。

不同年份疾病的治疗

年份	运气位置	所属运气	疗法
甲子、甲午	司天	少阴君火	咸寒
	中	太宫土运	苦热
	在泉	阳明燥金	酸热
乙丑、乙未	司天	太阴湿土	苦热
	中	少商金运	酸和
	在泉	太阳寒水	甘热
丙寅、丙申	司天	少阳相火	咸寒
	中	太羽水运	咸温
	在泉	厥阴风木	辛凉
丁卯、丁酉	司天	阳明燥金	苦微温
	中	少角木运	辛和
	在泉	少阴君火	咸寒
戊辰、戊戌	司天	太阳寒水	苦温
	中	太徵火运	甘平
	在泉	太阴湿土	甘温

（续表）

年份	运气位置	所属运气	疗法
己巳、己亥	司天	厥阴风木	辛凉
	中	少宫土运	甘平
	在泉	少阳相火	咸寒
庚午、庚子	司天	少阴君火	咸寒
	中	太商金运	辛温
	在泉	阳明燥金	酸温
辛未、辛丑	司天	太阴湿土	苦热
	中	少羽水运	苦平
	在泉	太阳寒水	苦热
壬申、壬寅	司天	少阳相火	咸寒
	中	太角木运	酸平
	在泉	厥阴风木	辛凉
癸酉、癸卯	司天	阳明燥金	苦微温
	中	少徵火运	咸温
	在泉	少阴君火	咸寒
甲戌、甲辰	司天	太阳寒水	苦热
	中	太宫土运	苦温
	在泉	太阴湿土	苦温
乙亥、乙巳	司天	厥阴风木	辛凉
	中	少商金运	酸平
	在泉	少阳相火	咸寒
丙子、丙午	司天	少阴君火	咸寒
	中	太羽水运	咸热
	在泉	阳明燥金	酸温
丁丑、丁未	司天	太阴湿土	苦温
	中	少角木运	辛温
	在泉	太阳寒水	甘热
戊寅、戊申	司天	少阳相火	咸寒
	中	太徵火运	甘平
	在泉	厥阴风木	辛凉
己卯、己酉	司天	阳明燥金	苦微温
	中	少宫土运	甘平
	在泉	少阴君火	咸寒
庚辰、庚戌	司天	太阳寒水	苦热
	中	太商金运	辛温
	在泉	太阴湿土	甘热
辛巳、辛亥	司天	厥阴风木	辛凉
	中	少羽水运	苦平
	在泉	少阳相火	咸寒

（续表）

年份	运气位置	所属运气	疗法
壬午、壬子	司天	少阴君火	咸寒
	中	太角木运	酸凉
	在泉	阳明燥金	酸温
癸未、癸丑	司天	太阴湿土	苦温
	中	少徵火运	咸温
	在泉	太阳寒水	甘热
甲申、甲寅	司天	少阳相火	咸寒
	中	太宫土运	咸平
	在泉	厥阴风木	辛凉
乙酉、乙卯	司天	阳明燥金	苦微温
	中	少商金运	苦平
	在泉	少阴君火	咸寒
丙戌、丙辰	司天	太阳寒水	苦热
	中	太羽水运	咸温
	在泉	太阴湿土	甘热
丁亥、丁巳	司天	厥阴风木	辛凉
	中	少角木运	辛平
	在泉	少阳相火	咸寒
戊子、戊午	司天	少阴君火	咸寒
	中	太徵火运	甘寒
	在泉	阳明燥金	酸温
己丑、己未	司天	太阴湿土	苦热
	中	少宫土运	甘平
	在泉	太阳寒水	甘热
庚寅、庚申	司天	少阳相火	咸寒
	中	太商金运	辛温
	在泉	厥阴风木	辛凉
辛卯、辛酉	司天	阳明燥金	苦微温
	中	少羽水运	苦平
	在泉	少阴君火	咸寒
壬辰、壬戌	司天	太阳寒水	苦温
	中	太角木运	酸平
	在泉	太阴湿土	甘温
癸巳、癸亥	司天	厥阴风木	辛凉
	中	少徵火运	咸平
	在泉	少阳相火	咸寒

戊辰年、戊戌年

太阳寒水司天，火运太过，中运是太徵，太阴湿土在泉。司天寒化数是六，中火运热化数是七，在泉湿化数是五，这是正化日。气化所引起疾病的治疗，因司天寒化所致的疾病，适宜用苦温之品；因中运热化所致的疾病，适宜用甘平之品；因在泉湿化所致的疾病，适宜用甘温之品。这就是药物与食品的性味与运气相适宜。

己巳年、己亥年

厥阴风木司天，土运不及，中运是少宫，少阳相火在泉。这两年风化的胜气和清化的复气相同，这是邪气化日，在中央五宫出现灾害。司天的风化数是三，中土运湿化数是五，在泉的火化数是七，这是正化日。气化所引起疾病的治疗，因司天风化所致的疾病，适宜用辛凉之品；因中运湿化所致的疾病，适宜用甘平之品；因在泉火化所致的疾病，适宜用咸寒之品。这就是药物与食品的性味与运气相适宜。

庚午年、庚子年

少阴君火司天，金运太过，中运是太商，阳明燥金在泉。司天的热化数是七，中金运清化数是九，在泉燥化数是九，就是正化日。气化所引起疾病的治疗，因司天热化所致的疾病，适宜用咸寒之品；因中运清化所致的疾病，适宜用辛温之品；因在泉燥化所致的疾病，适宜用酸温之品。这就是药物与食品的性味与运气相适宜。

辛未年、辛丑年

太阴湿土司天，水运不及，中运是少羽，太阳寒水在泉。这两年雨化的胜气和风化的复气相同，就是邪气化日，在北方一宫出现灾害。司天的雨化数是五，中水运寒化数是一，就是所说的正化日。气化所引起疾病的治疗，因司天雨化所致的疾病，适宜用苦热之品；因中运寒化所致的疾病，适宜用苦平之品；因在泉寒化所致的疾病，适宜用苦热之品。这就是药物与食品的性味与运气相适宜。

壬申年、壬寅年

少阳相火司天，木运太过，中运是太角，厥阴风木在泉。司天火化数是二，中木运风化数是八，就是所说的正化日。气化所引起疾病的治疗，因司天火化所致的疾病，适宜用咸寒之品；因中运风化所致的疾病，适宜用酸平之品；因在泉风化所致的疾病，适宜用辛凉之品。这就是药物与食品的性味与运气相适宜。

癸酉年、癸卯年

阳明燥金司天，火运不及，中运是少徵，少阴君火在泉。这两年寒化的胜气和雨化的复气相同，就是所说的邪气化日，在南方九宫出现灾害。司天燥化数是九，中火运热化数是二，就是所说的正化日。气化所引起疾病的治疗，因司天燥化所致的疾病，适宜用苦微温之品；因中运热化所致的疾病，适宜用咸温之品；因在泉热化所致的疾病，适宜用咸寒之品。这就是药物与食品的性味与运气相适宜。

甲戌年、甲辰年

太阳寒水司天，土运太过，中运是太宫，在泉是太阴湿土。司天寒化数是六，中土湿化数是五，这是所说的正化日。气化所引起疾病的治疗，因司天寒化所致的疾病，适宜用苦热之品；因中运湿化所致的疾病，适宜用苦温之品；因在泉湿化所致的疾病，也适宜用苦温之品。这就是药物与食品的性味与运气相适宜。

乙亥年、乙巳年

厥阴风木司天，金运不及，中运是少商，少阳相火在泉。这两年热化的胜气和寒化的复气相同，就是所说的邪气化日，在西方七宫出现灾害。司天风化数是八，中金运清化数是四，在泉火化数是二，就是所说的正化日。气化所引起疾病的治疗，因司天风化所致的疾病，适宜用辛凉之品；因中运清化所致的疾病，适宜用酸平之品；因在泉火化所致的疾病，适宜用咸寒之品。这就是药物与食品的性味与运气相适宜。

丙子年、丙午年

少阴君火司天，水运太过，中运是太羽，阳明燥金在泉。司天热化数是二，中水运寒化数是六，在泉清化数是四，这是正化日。气化所引起疾病的治疗，因司天热化所致的疾病，适宜用咸寒之品；因中运寒化所致的疾病，适宜用咸热之品；因在泉清化所致的疾病，适宜用酸温之品。这就是药物与食品的性味与运气相适宜。

丁丑年、丁未年

太阴湿土司天，木运不及，中运是少角，太阳寒水在泉。这两年清化的胜气和热化的复气相同，这是邪气化日，在东方三宫出现灾害。司天的雨化数是五，中木运风化数是三，在泉寒化数是一，这是正化日。气化所引起疾病的治疗，因司天雨化所致的疾病，适宜用苦温之品；因中运风化所致的疾病，适宜用辛温之品；因在泉寒化所致的疾病，适宜用甘热之品。这就是药物与食品的性味与运气相适宜。

戊寅年、戊申年

少阳相火司天，火运太过，中运是太徵，厥阴风木在泉。司天火化和中运火化数都是七，在泉风化数是三，这是正化日。气化所引起疾病的治疗，因司天火化所致的疾病，适宜用咸寒之品；因中运火化所致的疾病，适宜用甘平之品；因在泉风化所致的疾病，适宜用辛凉之品。这就是药物与食品的性味与运气相适宜。

己卯年、己酉年

阳明燥金司天，土运不及，中运是少宫，少阴君火在泉。这两年风化的胜气和清化的复气相同，这是邪气化日，在中央五宫出现灾害。司天清化数是九，中土运雨化数是五，在泉热化数是七，这是正化日。气化所引起疾病的治疗，因司天清化所致的疾病，适宜用苦微温的之品；因中运雨化所致的疾病，适宜用甘平之品；因在泉热化所致的疾病，适宜用咸寒之品。这就是药物与食品的性味与运气相适宜。

庚辰年、庚戌年

太阳寒水司天，金运太过，中运是太商，太阴湿土在泉。司天寒化数是一，中金运清化数是九，在泉雨化数是五，这是正化日。气化所引起疾病的治疗，因司天寒化所致的疾病，适宜用苦热之品；因中运清化所致的疾病，适宜用辛温之品；因在泉雨化所致的疾病，适宜用甘热之品。这就是药物与食品的性味与运气相适宜。

辛巳年、辛亥年

厥阴风木司天，水运不及，中运是少羽，少阳相火在泉。这两年雨化的胜气和风化的复气相同，这是邪气化日，在北方一宫出现灾害。司天风化数是三，中火运寒化数是一，在泉火化数是七，这是正化日。气化所引起疾病的治疗，因司天风化所致的疾病，适宜用辛凉之品；因中运寒化所致的疾病，适宜用苦平之品；因在泉火化所致的疾病，适宜用咸寒之品。这就是药物与食品的性味与运气相适宜。

壬午年、壬子年

少阴君火司天，木运太过，中运是太角，阳明燥金在泉。司天热化数是二，中木运风化数是八，在泉清化数是四，这是正化日。气化所引起疾病的治疗，因司天热化所致的疾病，适宜用咸寒之品；因中运风化所致的疾病，适宜用酸凉之品；因在泉清化所致的疾病，适宜用酸温之品。这就是药物与食品的性味与运气相适宜。

癸未年、癸丑年

太阴湿土司天，火运不及，中运是少徵，太阳寒水在泉。这两年寒化的胜气和雨化的复气相同，这是邪气化日，在南方九宫出现灾害。司天的雨化数是五，中火运火化数是二，在泉寒化数是一，这是正化日。气化所引起疾病的治疗，因司天雨化所致的疾病，适宜用苦温之品；因中运火化所致的疾病，适宜用咸温之品；因在泉寒化所致的疾病，适宜用甘热之品。这就是药物与食品的性味与运气相适宜。

甲申年、甲寅年

少阳相火司天，土运太过，中运是太宫，厥阴风木在泉。司天火化数是二，中土运雨化数是五，在泉风化数是八，这是正化日。气化所引起疾病的治疗，因司天火化所致的疾病，适宜用咸寒之品；因中运雨化所致的疾病，适宜用咸平之品；因在泉风化所致的疾病，适宜用辛凉之品。这就是药物与食品的性味与运气相适宜。

乙酉年、乙卯年

阳明燥金司天，金运不及，中运是少商，少阴君火在泉。这两年热化的胜气和寒化的复气相同，这是邪气化日，在西方七宫出现灾害。司天的燥化数是四，中金运的清化数是四，在泉的热化数是二，这是正化日。气化所引起疾病的治疗，因司天燥化所致的疾病，适宜用苦微温之品；因中运清化所致的疾病，适宜用苦平之品；因在泉热化所致的疾病，适宜用咸寒之品。这就是药物与食品的性味与运气相适宜。

丙戌年、丙辰年

太阳寒水司天，水运太过，中运是太羽，在泉是太阴湿土。司天寒化数是六，在泉雨化数是五，这是正化日。气化所引起疾病的治疗，因司天寒化所致的疾病，适宜用苦热之品；因中运寒化所致的疾病，适宜用咸温之品；因在泉雨化所致的疾病，适宜用甘热之品。这就是药物与食品的性味与运气相适宜。

丁亥年、丁巳年

厥阴风木司天，木运不及，中运是少角，少阳相火在泉。这两年清化的胜气和热化的复气相同，这是邪气化日，在东方三宫出现灾害。司天风化数是三，在泉火化数是七，这是正化日。气化所引起疾病的治疗，因司天风化所致的疾病，适宜用辛凉之品；因中运风化所致的疾病，适宜用辛平之品；因在泉火化所致的疾病，适宜用咸寒之品。这就是药物与食品的性味与运气相适宜。

戊子年、戊午年

少阴君火司天，火运太过，中运是太徵，阳明燥金在泉。司天热化数是七，在泉清化数是九，这是正化日。气化所引起疾病的治疗，因司天热化所致的疾病，适宜用咸寒之品；因中运热化所致的疾病，适宜用甘寒之品；因在泉清化所致的疾病，适宜用酸温之品。这就是药物与食品的性味与运气相适宜。

己丑年、己未年

太阴湿土司天，土运不及，中运是少宫，太阳寒水在泉。这两年风化的胜气和清化的复气相同，此即邪气化日，在中央五宫出现灾害。司天雨化数是五，在泉寒化数是一，这是正化日。气化所引起疾病的治疗，因司天雨化所致的疾病，适宜用苦热之品；因中运雨化所致的疾病，适宜用甘平之品；因在泉寒化所致的疾病，适宜用甘热之品。这就是药物与食品的性味与运气相适宜。

庚寅年、庚申年

少阳相火司天，金运太过，中运是太商，厥阴风木在泉。司天火化数是七，中金运清化数是九，在泉风化数是三，这是正化日。气化所引起疾病的治疗，因司天火化所致的疾病，适宜用咸寒之品；因中运清化所致的疾病，适宜用辛温之品；因在泉风化所致的疾病，适宜用辛凉之品。这就是药物与食品的性味与运气相适宜。

辛卯年、辛酉年

阳明燥金司天，水运不及，中运是少羽，少阴君火在泉。这两年雨化的胜气和风化的复气相同，这是邪气化日，在北方一宫出现灾害。司天的清化数是九，中水运寒化数是一，在泉热化数是七，这是正化日。气化所引起疾病的治疗，因司天清化所致的疾病，适宜用苦微温之品；因中运寒化所致的疾病，适宜用苦平之品；因在泉热化所致的疾病，适宜用咸寒之品。这就是药物与食品的性味与运气相适宜。

壬辰年、壬戌年

太阳寒水司天，木运太过，中运是太角，太阴湿土在泉。司天寒化数是六，中木运风化数是八，在泉雨化数是五，这是正化日。气化所引起疾病的治疗，因司天寒化所致的疾病，适宜用苦温之品；因中运风化所致的疾病，适宜用酸平之品；因在泉雨化所致的疾病，适宜用甘温之品。这就是药物与食品的性味与运气相适宜。

癸巳年、癸亥年

厥阴风木司天，火运不及，中运是少徵，少阳相火在泉。这两年寒化的胜气和雨化的复气相同，这是邪气化日，在南方九宫出现灾害。司天的风化数是八，在泉的火化数是九，这是正化日。气化所引起疾病的治疗，因司天风化所致的疾病，适宜用辛凉之品；因中运火气所致的疾病，适宜用咸平之品；因在泉火化所致的疾病，适宜用咸寒之品。这就是药物与食品的性味与运气相适宜。

在上述六十年运气变化的周期中，胜化、复化、正化都有一定的规律，要认真地研究。因为掌握了其中的要领，一句话就能够说清楚，若不懂要领，说起来就漫无边际，我讲的就是这个道理。

三十个五运不及之岁灾害始发方位及季节表

干支年	岁运	灾	方位	季节
乙丑、乙未 乙亥、乙巳 乙酉、乙卯	金运不及之岁	灾七宫	西方	秋
丁卯、丁酉 丁丑、丁未 丁亥、丁巳	木运不及之岁	灾三宫	东方	春
己巳、己亥 己卯、己酉 己丑、己未	土运不及之岁	灾五宫	中央	长夏
辛未、辛丑 辛巳、辛亥 辛卯、辛酉	水运不及之岁	灾一宫	北方	冬
癸酉、癸卯 癸未、癸丑 癸巳、癸亥	火运不及之岁	灾九宫	南方	夏

复气发作时的现象和征兆

【原文】

帝曰：善。五运之气，亦复岁乎？岐伯曰：郁极乃发，待时而作也。

帝曰：请问其所谓也。岐伯曰：五常之气，太过不及，其发异也。

帝曰：愿卒闻之。岐伯曰：太过者暴，不及者徐，暴者为病甚，徐者为病持。

帝曰：太过不及，其数何如？岐伯曰：太过者其数成，不及者其数生，土常以生也[1]。

帝曰：其发也何如？岐伯曰：土郁之发，岩谷震惊，雷殷气交，埃昏黄黑，化为白气，飘骤高深，击石飞空，洪水乃从，川流漫衍，田牧土驹。化气乃敷，善为时雨，始生始长，始化始成。故民病心腹胀，肠鸣而为数后，甚则心痛，胁䐜，呕吐，霍乱，饮发，注下，胕肿，身重。云奔雨府，霞拥朝阳，山泽埃昏，其乃发也，以其四气。云横天山，浮游生灭，怫之先兆[2]。

金郁之发，天洁地明，风清气切，大凉乃举，草树浮烟，燥气以行，霿雾数起，杀气来至，草木苍干，金乃有声。故民病咳，逆，心胁满引少腹，善暴痛，不可反侧，嗌干，面尘色恶。山泽焦枯，土凝霜卤，怫乃发也，其气五[3]。夜零白露，林莽声凄，怫之兆也。

水郁之发，阳气乃辟，阴气暴举，大寒乃至，川泽严凝，寒雰结为霜雪，甚则黄黑昏翳，流行气交，乃为霜杀，水乃见祥。故民病寒客，心痛，腰脽痛，大关节不利，屈伸不便，善厥逆，痞坚，腹满。阳光不治，空积沉阴，白埃昏暝，而乃发也，其气二火前后。太虚深玄，气犹麻散，微见而隐，色黑微黄，怫之先兆也。

木郁之发，太虚埃昏，云物以扰，大风乃至，屋发折木，木有变。故民病胃脘当心而痛，上肢两胁，鬲咽不通，食饮不下，甚则耳鸣，眩转，目不识人，善暴僵仆。太虚苍埃，天山一色，或气浊色，黄黑郁若，横云不起雨，而乃发也，其气无常。长川草偃，柔叶呈阴，松吟高山，虎啸岩岫，怫之先兆也。

火郁之发，太虚曛翳，大明[4]不彰，炎火行，大暑至，山泽燔燎，材木流津，广厦腾烟，土浮霜卤，止水乃减，蔓草焦黄，风行惑言[5]，湿化乃后。故民病少气，疮疡，痈肿，胁腹，胸背，面首，四肢，䐜愤，胪胀，疡痱，呕逆，瘛疭，骨痛，节乃有动，注下，温疟，腹中，暴痛，血溢，流注，精液乃少，目赤，心热，甚则瞀闷懊侬，善暴死。刻终[6]大温，汗濡玄府，其乃发也，其气四。动复则静，阳极反阴，湿令乃化乃成。华发水凝，山川冰雪，焰阳午泽，怫之先兆也。

有怫之应而后报也，皆观其极而乃发也。木发无时，水随火也。谨候其时，病可与期，失时反岁，五气[7]不行，生化收藏，政无恒也。

【注释】

①太过者其数成，不及者其数生，土常以生也：河图之数。太过之年用成数表示，不及之年用生数表示，土用生数五表示。

②怫之先兆：怫，指复。土气郁而复发之先兆。

③其气五：发作在五之气。

④大明：主要指太阳光明。

⑤风行惑言：流行蛊惑人心的流言。

⑥刻终：每天时刻结束，每日丑时之末，即凌晨二时许。

⑦五气：指木火土金水五运之气。

【译文】

黄帝说：很好！五运之气，也有胜复的年份吗？岐伯回答说：五运之气郁结过久就产生复气，到了一定的时期复气就会发作。

黄帝说：请问这是什么道理？岐伯回答说：因为五运之气有太过与不及，所以复气暴发有早有晚。

黄帝说：想听您详细地讲讲。岐伯回答说：五运太过，发作急暴；五运不及，发作徐缓。发作急暴的引起的疾病比较严重，发作徐缓的引起的疾病缠绵持久。

黄帝说：太过、不及与五行生成数又是怎样相应的呢？岐伯回答说：太过的用成数，不及的用生数，土不论太过或不及都用生数。

黄帝说：五气被郁结而发作的情况是怎样的呢？岐伯回答说：土气被木气郁积至极而复发时，山谷震惊，隆隆雷声在气交之中震动，尘埃飞扬，天昏地暗，一片黑黄。水湿蒸发为白气，高山深谷有暴风骤雨，山石击破，空中飞碎石，暴发漫溢川谷的洪水，大水退后，无数巨石在田野上耸立，就像被牧放的马匹。而后湿土之气敷布，时常降雨，自然万物于是开始生长化成。人们易发之病为心腹胀满、肠鸣，大便次数增多，严重的可发生心痛、胁肋撑胀、呕吐、霍乱、痰饮、水泻、浮肿、身重等。云气奔向降雨之处，霞光环绕着朝阳，山泽间出现雾霾，这表明土郁将要暴发，发作的时间多在四时之气当令之时。若见浮云在天空山巅，或飘浮、游动、散失，这都是土郁将发的先兆。

金气被火气郁积至极而复发时，天高气爽，地气明朗，风清气急，清凉产生，草木上烟雾缭绕，燥气流行，雾霾和大雾经常出现，肃杀之气降临，草木焦枯，西风凄厉。人们易发之病为咳嗽、气逆、心胁胀满牵引少腹，经常会突然疼痛、身体不能左右转动、咽喉干燥、面色晦暗，如蒙尘垢。山泽枯竭，地面上凝结像霜一样的白色盐卤，这些都表明金郁将要暴发，并多在五气当令之时发作。如果夜间降下白露，森林间会发出凄惨的声音，这是金郁将发的先兆。

水气被土气郁积至而复时，阳气退避，阴气暴起，严寒降临，山川河流凝结成坚冰，寒雾凝成霜雪，甚至出现黄黑色雾霾，弥漫在天地之间，形成肃杀之气，水应时变化。寒邪为患，人们易发之病为伤寒、心痛、腰痛、臀部疼痛、大的关节不灵活、屈伸不利、经常四肢逆冷、腹部痞满坚硬等。阳气不能发挥作用，阴霾之气在空中积满，白色浑浊之气遮蔽天空，这预示着水郁将发，发作时间经常在君火与相火主气的前后。太空高深玄远，其气象如散麻一样无绪，隐约可见黑而微黄的颜色，这是水郁将发的先兆。

木气被金气郁积至极而复发时，天空昏蒙不清，云雾扰动，狂风大作，屋顶被掀开，折断树木，草木变异，这是木气复发所引起的现象。人易发之病为胃脘当心而痛，两胁撑胀，咽喉阻塞不通，饮食物吞咽不下，甚至出现耳鸣、头晕目眩、目不识人、突然僵直仆倒等。尘埃弥漫在天空中，天、山混成一色分辨不清，或者污浊之气混为一团，颜色黄黑，像横亘天空的云但不下雨，这就预示木郁将发，发作时间没有定期。如见草在广阔的原野上倒卧不起，柔弱的树叶翻转而背部向上，高山谷底松鸣虎啸，这是木郁将发的先兆。

火气被水气郁积至极而发时，天空中昏蒙不清，太阳光被遮蔽而不明显，炎热流行，暑暑来临，山泽间如火燎烤，因蒸烤树木流出汁液，房屋上烟雾升腾，地面上凝结出白色如霜的盐卤，聚积的水逐渐减少，枯萎焦黄的藤草蔓生，风热妄行。伤及心神，人言语惑乱，随后产生湿的气化。

复气的产生

五运之气的郁积（太过）和不及都会导致复气的产生，所以复气的暴发有早有晚，有急暴有徐缓。五运太过，发作急暴，五运不及，发作徐缓。发作急暴，则病情严重，发作徐缓，则疾病持续时间长。

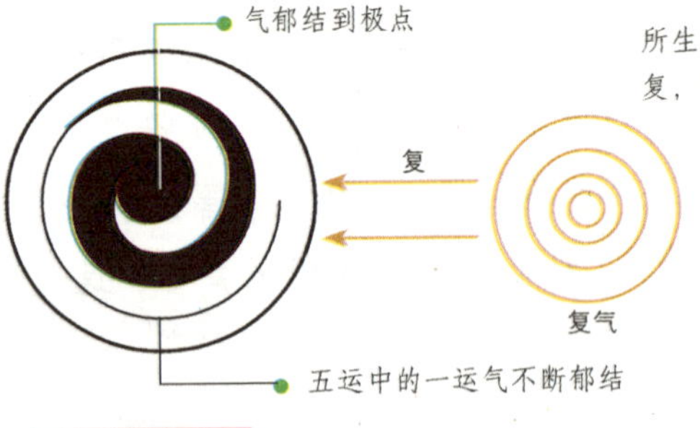

气郁结而复气生

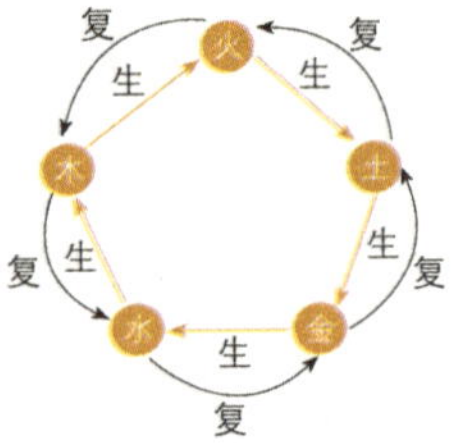

五运之气报复的规律

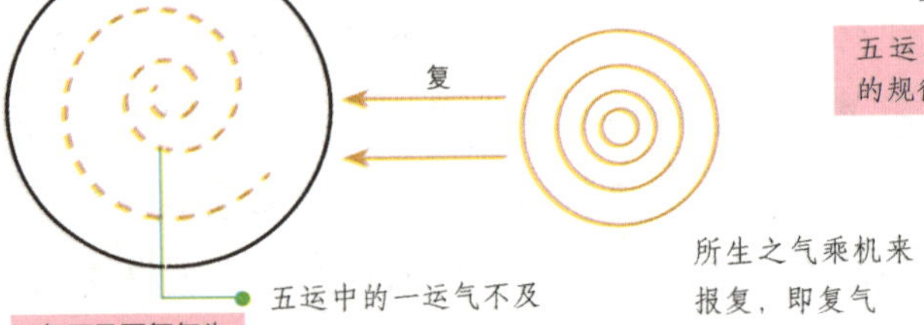

气不及而复气生

人们易发之病为少气，疮疡、痈肿，胁肋、胸腹、肩背、面部、四肢胀满不适，生疮疡、痱子，呕逆，筋脉抽搐，骨痛、关节抽动，急性腹泻，温疟，腹中突然疼痛，血外流不止，精液减少，目赤，心热，甚至心中烦闷，昏晕，猝死等。夜半之时，气温升高，汗流满面，这就预示着火郁将要发作。其发作时间大多在四气之时。动到极点转静，阳极转阴，因而湿气乃化乃成。花开时节水反而凝聚成冰，山川出现冰雪，中午时湖泽中出现烟雾，这是火郁将发的先兆。

先有五气之郁相应，之后才能产生复气，必须仔细观察，郁积到极点时，复气才爆发。木郁的发作没有固定时间，水郁发作常在君火、相火主时的前后。注意观察其发作的时间，就能预测疾病的发生，如果失去正常的时令、岁气，五行之气就不能依照规律运行，生化收藏也就失常了。

【原文】

帝曰：水发而雹雪，土发而飘骤，木发而毁折，金发而清明，火发而曛昧，何气使然？岐伯曰：气有多少，发有微甚，微者当其气，甚者兼其下，徵其下气而见可知也。

帝曰：善。五气之发，不当位者何也？岐伯曰：命其差。

帝曰：差有数乎？岐伯曰：后皆三十度而有奇也。

帝曰：气至而先后者何？岐伯曰：运太过则其至先，运不及则其至后，此候之常也。

帝曰：当时而至者，何也？岐伯曰：非太过非不及，则至当时，非是者眚也。

帝曰：善。气有非时而化者，何也？岐伯曰：太过者当其时，不及者归其已胜也。

【译文】

黄帝说：冰雹霜雪在水郁发作时出现，暴雨在土郁发作时出现，树木折毁出现在木郁发作时，清凉肃杀出现在金郁发作时，黄赤昏暗出现在火郁发作时，这些现象是什么气引起的？岐伯回答说：五行之气有多与少的不同，五郁的发作有轻重的差异。发作轻微的，只是本气发生变化；发作严重的，不仅有本气的变化，而且还兼有不胜之气的变化。只要观察到其不胜之气的情况，就可以知道发作的轻重。

黄帝说：很好！五气不是在所主的时令郁结发作，这是什么原因？岐伯回答说：是因为时间的差异。黄帝说：这种差异是否有一定的日数？岐伯回答说：一般都在相应时令之后三十多天。

黄帝说：主时之气来临时有先后，这是什么原因？岐伯回答说：如果运太过，主时之气就先于时令来临；运不及，主时之气就后于时令来临。这是观测气令变化的一般规律。

黄帝又道：为什么气有在正当时令时来临的？岐伯回答说：这是由于五运既非太过又非不及，所以主时之气正当时令来临，如果不这样，就有灾害出现。

黄帝说：很好！那气令与季节不相应是什么原因呢？岐伯回答说：岁运太过之年，气令一般与季节相应。岁运不及之年，气令与季节不相应，而出现己所不胜的气令。

四时之气时间和位置的测定

【原文】

帝曰：四时之气，至有早晏高下左右，其候何如？岐伯曰：行有逆顺[①]，至有迟速[②]，故太过者化先天，不及者化后天。

帝曰：愿闻其行何谓也？岐伯曰：春气西行，夏气北行，秋气东行，冬气南行。故春气始于下，秋气始于上，夏气始于中，冬气始于标。春气始于左，秋气始于右，冬气始于后，夏气始于前。此四时正化之常。故至高之地，冬气常在，至下之地，春气常在。必谨察之。帝曰：善。

【注释】

①行有逆顺：五星向前的视运动为顺；向后的视运动为逆。

②至有迟速：气至有早晚。

【译文】

黄帝说：四时之气的到来，有早、晚、高、低、左、右的不同，如何观察它呢？岐伯回答说：气的运行有逆、顺，气的到来有迟、速，所以气太过就先于天时来临，气不及就后于天时来临。

黄帝说：想听您谈谈气是如何运行的?岐伯回答说：春气的运行是由东向西，夏气的运行是由南向北，秋气的运行是由西向东，冬气的运行是由北向南。春气由下而升，因此春气始于下；秋气由上而降，因此秋气始于上；夏气由中而布外，因此夏气始于中；冬气由表而内，因此冬气始于表。面南而立，春气生于东，所以说始于左；秋气生于西，所以说始于右；冬气生于北，所以说始于后；夏气生于南，所以说始于前。这是一年四季的正常运行规律。所以，至高的地方气候寒凉，冬季较长；低洼的地方气候温暖，春季较长。这必须仔细观察。黄帝说：讲得好。

五运六气变化呈现出的物象

【原文】

黄帝问曰：五运六气之应见，六化之正，六变之纪何如？岐伯对曰：夫六气正纪，有化有变，有胜有复，有用有病，不同其候，帝欲何乎？

帝曰：愿尽闻之。岐伯曰：请遂言之。

夫气之所至也，厥阴所至为和平[①]，少阴所至为暄[②]，太阴所至为埃溽，少阳所至为炎暑，阳明所至为清劲，太阳所至为寒雰，时化之常[③]也。

厥阴所至为风府、为璺启[④]，少阴所至为火府、为舒荣，太阴所至为雨府、为员盈[⑤]，少阳所至为热府、为行出，阳明所至为司杀府、为庚苍，太阳所至为寒府、为归藏，司化之常也。

厥阴所至为生、为风摇，少阴所至为荣、为形见，太阴所至为化、为云雨，少阳所至为长、为蕃鲜，阳明所至为收、为雾露，太阳所至为藏、为周密，气化之常也。

厥阴所至为风生，终为肃[⑥]；少阴所至为热生，中为寒[⑦]；太阴所至为湿生，终为注雨；少阳所至为火生，终为蒸溽；阳明所至为燥生，终为凉[⑧]；太阳所至为寒生，中为温[⑨]。德化之常也。

厥阴所至为毛化[⑩]，少阴所至为羽化，太阴所至为倮化，少阳所至为羽化，阳明所至为介化，太阳所至为鳞化，德化之常也。

厥阴所至为生化[⑪]，少阴所至为荣化[⑫]，太阴所至为濡化[⑬]，少阳所至为茂化[⑭]，阳明所至为坚化[⑮]，太阳所至为藏化[⑯]，布政之常也。

厥阴所至为飘怒大凉，少阴所至为大暄、寒，太阴所至为雷霆骤注、烈风，少阳所至为飘风燔燎、霜凝，阳明所至为散落、温，太阳所至为寒雪冰雹、白埃，气变之常也。

厥阴所至为挠动、为迎随，少阴所至为高明焰、为曛，太阴所至为沉阴、为白埃、为晦暝，少阳所至为光显、为彤云、为曛，阳明所至为烟埃、为霜、为劲切、为凄鸣，太阳所至为刚固、为坚芒、为立，令行之常也。

厥阴所至为里急，少阴所至为疡胗身热，太阴所至为积饮痞隔，少阳所至为嚏呕、为疮疡，阳明所至为浮虚，太阳所至为屈伸不利，病之常也。

厥阴所至为支痛，少阴所至为惊惑、恶寒战栗、谵妄，太阴所至为稸满，少阳所至惊躁瞀昧暴病，阳明所至为鼽、尻阴股膝髀腨骱足病，太阳所至为腰痛，病之常也。

厥阴所至为緛戾，少阴所至为悲妄衄衊，太阴所至为中满霍乱吐下，少阳所至为喉痹耳鸣呕涌，阳明所至为胁痛、皴揭[⑰]，太阳所至为寝汗痉，病之常也。

厥阴所至为胁痛呕泄，少阴所至为语笑，太阴所至为重胕肿，少阳所至为暴注瞤瘛暴死，阳明所至为鼽嚏，太阳所至为流泄禁止，病之常也。

凡此十二变者，报德以德，报化以化，报政以政，报令以令，气高则高，气下则下，气后则后，气前则前，气中则中，气外则外，位⑱之常也。故风胜则动，热胜则肿，燥热则干，寒胜则浮，湿胜则濡泄，甚则水闭胕肿，随气所在，以言其变耳。

【注释】

①和平：和缓、舒驰、平和之意。

②暄：指温热。

③时化之常：六气所在时令正常的气化。

④璺启：指动、植物破土而出。

⑤员盈：圆满丰收。

⑥终为肃：《素问·六微旨大论》云："风位之下，金气承之。"肃，指肃杀，为金之政。故云终为肃。

⑦中为寒：少阴君火的中气为太阳寒水，故中为寒。

⑧终为凉：金化燥，火克金，金化水，见金之凉性。

⑨终为温：太阳寒水的中气为少阴君火，故为温。

⑩毛化：毛虫生长繁殖旺盛。

⑪生化：指阳气生发，万物以生。

⑫荣化：万物生长繁荣。

⑬濡化：湿化。

⑭茂化：万物茂盛。

⑮坚化：指阳气收敛，万物停止生长。

⑯藏化：阳气潜藏。

⑰皴揭：指皮肤开裂。

⑱位：指气位。

【译文】

黄帝说：五运六气变化会呈现怎样的物象，它的正常气化和异常变化各会怎样？岐伯回答说：六气的正纪，有正化、有变化、有胜气、有复气、有正常的作用、有病气，所有这些的征象都不一样，您想了解哪方面的？

黄帝说：希望您能全面地讲讲。岐伯回答说：请让我详尽地谈谈六气。

厥阴风木之气的来临是和煦的，少阴君火之气的来临是温和的，太阴湿土之气的到来是湿润的，少阳相火之气的到来是炎热的，阳明燥金之气的到来是清凉迅疾的，太阳寒水之气的到来是寒冷的，这是正常的四时之气化。

厥阴之气来时，为风所聚，万物破土萌芽；少阴之气来时，为火所聚，万物舒展繁荣；太阴之气来时，为雨所聚，万物周全丰满；少阳之气来时，为热所聚，气化布达于外；阳明之气的到来，为肃杀所聚，万物更替；太阳之气的到来，为寒气所聚，万物归藏。这是主化的一般规律。

厥阴之气来时，万物萌生，风摇不定；少阴之气来时，万物荣美，形体外现；太阴到来时，万物化育，为云雨；少阳到来时，万物长养，繁茂鲜艳；阳明到来时，万物收获，雾露降临；太阳之气来时，万物闭藏，阳气固密。这是六气气化的一般常规。

厥阴之气来时，风气产生，最终为肃静；少阴之气来时，热气产生，最终为寒冷；太阴之气来时，湿气产生，最终为降雨；少阳之气来时，火气产生，最终为湿热；阳明之气来时，燥气产生，最终为清凉；太阳之气来时，寒气产生，最终为温热。这是六气获得生化的一般规律。

厥阴之气来时，毛虫化育；少阴之气来时，羽虫化育；太阴之气来时，倮虫化育；少阳之气来时，薄而透明羽翼类虫化育；阳明之气来时，介虫化育；太阳之气来时，鳞虫化育。这是六气化育虫类的一般规律。

厥阴之气来时，万物生发；少阴之气来时，万物欣欣向荣；太阴之气来时，万物湿润；少阳之气来时，万物繁茂；阳明之气来时，万物坚实；太阳之气来时，万物闭藏。这是六气作用的一般规律。

厥阴之气来时，狂风怒吼，气候大凉；少阴之气来时，大热大寒；太阴之气来时，出现雷霆、暴雨、大风；少阳之气来时，出现旋风、炎热、霜凝；阳明之气来时，草木凋零，气候温和；太阳之气来时，出现寒雪、冰雹，地面出现白色尘埃。这是六气变化的一般规律。

厥阴之气来时，万物扰动，随风飘摇；少阴之气来时，火焰高明，空中出现红、黄两色火光；太阴之气来时，阴气下沉，白色尘埃弥漫，晦暗不明；少阳之气来时，光辉显明，云呈红色，红黄之气在空中出现；阳明之气来时，出现尘埃、严霜，凉风劲急，秋声凄凉；太阳之气来时，刚强坚固，锋芒尖利。这是六气行令的一般规律。

厥阴之气来时，出现筋脉拘急；少阴之气来时，出现疡疹、身热；太阴之气来时，出现水饮积滞、痞阻不通；少阳之气来时，出现打喷嚏、呕吐、疮疡；阳明之气来时，出现肌肤肿胀；太阳之气来时，出现关节屈伸不利。这是六气为病的一般规律。

厥阴之气来时，出现两胁支撑疼痛；少阴之气来时，出现惊惧、疑惑、恶寒战栗、说胡话；太阴之气来时，出现腹部胀满；少阳之气来时，出现惊恐躁动、昏闷、发病突然；阳明之气来时，常于鼻、坐骨、大腿、臀部、膝部、小腿肚、胫骨等处发病；太阳之气来时，出现腰痛。这也是六气为病的一般规律。

厥阴之气来时，出现筋脉软弱收缩；少阴之气来时，出现易悲、妄言、衄血；太阴之气来时，出现腹中胀满、霍乱、吐下；少阳之气来时，出现喉痹、耳鸣、呕吐；阳明之气来时，出现皮肤干燥皴裂；太阳之气来时，出现睡卧出汗。这也是六气为病的一般规律。

厥阴之气来时，出现胁痛、呕吐、腹泻；少阴之气来时，出现多语善笑；太阴之气来时，出现身重浮肿；少阳之气来时，出现突然腹泻、肌肉跳动、筋脉抽搐；阳明之气来时，出现鼻塞、打喷嚏；太阳之气来时，出现二便不通。这也是六气为病的一般规律。

从上面六气的十二种变化可以看出，六气有怎样的变化，万物就有怎样的回报。六气位置高，则病位高；六气位置低，则病位低；六气位置在后，则病位在后；六气位置在前，则病位在前；六气位置在中，则病位在中；六气位置在外，则病位在外。这都是六气致病位置的一般规律。因此，过盛的风气就产生动的病症，过盛的热气就产生痈肿病症，过盛的燥气就产生干燥的病症，过盛的寒气就产生虚浮的病症，过盛的湿气就产生水泻的病症，甚至水气闭阻而浮肿。根据六气所在的部位来讨论其变化。

六气的相互作用和六气的盈虚

【原文】

帝曰：愿闻其用也。岐伯曰：夫六气之用，各归不胜而为化，故太阴雨化，施于太阳；太阳寒化，施于少阴；少阴热化，施于阳明；阳明燥化，施于厥阴；厥阴风化，施于太阴。各命其所在以征之也。

六气循环图

六气的循环变化产生了自然界的阴阳寒暑交替、一年二十四节气的更迭，也就有了春生、夏长、秋收、冬藏规律。

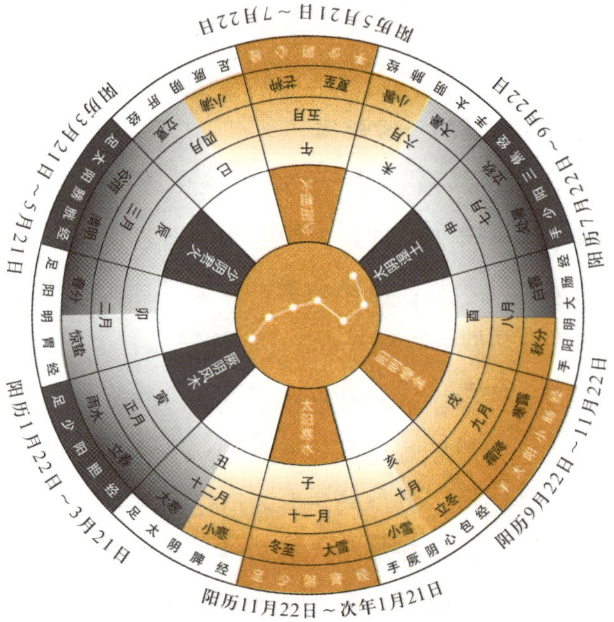

帝曰：自得其位何如？岐伯曰：自得其位，常化也。

帝曰：愿闻所在也。岐伯曰：命其位而方月[①]可知也。

帝曰：六位之气盈虚[②]何如？岐伯曰：太少异也，太者之至徐而常，少者暴而亡。

帝曰：天地之气，盈虚何如？岐伯曰：天气不足，地气随之，地气不足，天气从之，运居其中而常先也。恶所不胜，归所同和，随运归从而生其病也。故上胜则天气降而下，下胜则地气迁而上，多少而差其分，微者小差，甚者大差，甚则位易气交易[③]，则大变生而病作矣。《大要》曰：甚纪[④]五分，微纪七分，其差可见。此之谓也。

【注释】

①方月：即方位与月令。

②盈虚：盈，有余；虚，不足。

③位易气交易：位，六气之位，即六气的六步规律。易，变化。气交，天气升已而降，地气降已而生，天地之气交互。

④纪：规律。

【译文】

黄帝说：想听您谈谈六气的作用。岐伯回答说：六气的作用分别归于其所胜的气而为气化。因此，太阴湿土加于太阳寒水而为化，太阳寒水加于少阴君火而为化，少阴君火加于阳明燥金而为化，阳明燥金加于厥阴风木而为化，厥阴风木加于太阴湿土而为化。要分别根据六气所在的方位来预测。

黄帝说：六气自得其本位的情况是怎样的？岐伯回答说：这属于正常的气化。黄帝又说道：希望听您谈谈六气本位所在的位置。岐伯回答说：明确了六气命名的位次，就能知道六气的方位和时间。

黄帝说：六步之气的盈虚情况是怎样的？岐伯回答说：六步之气有太过和不及的差异。六气太过，其气来时急暴容易消散；六气不及，其气来时缓慢且持久。

黄帝说：司天之气和在泉之气的盈虚又是怎样的情况？岐伯回答说：司天之气不足，在泉之气也随之上升；在泉之气不足，司天之气也随之下降。在天地气交之时的中运，在泉之气上升时，居中的运先升；司天之气下降时，居中的运先降。厌恶其不胜之气，归属同和之气，随着运的归属而产生各种疾病。因此，司天之气过盛，天气就下降；在泉之气过盛，地气就上升。根据气盛的多少决定升降的差距，相生较小差距就小，相生较大差距就大。如果相生得特别严重，位置就出现移动，气交的位置也出现改变，便会产生大变动，于是就形成了疾病。《大要》上说，相生大的年份差别五分，相生小的年份差别七分，这样差别就清楚可见，就是这个道理了。

用药的原则

【原文】

帝曰：善。论言热无犯热[①]，寒无犯寒[②]。余欲不远寒，不远热奈何？岐伯曰：悉乎哉问也！发表不远热，攻里不远寒[③]。

帝曰：不发不攻而犯寒犯热何如？岐伯曰：寒热内贼，其病益甚。

帝曰：愿闻无病者何如？岐伯曰：无者生之，有者甚之。

帝曰：生者何如？岐伯曰：不远热则热至，不远寒则寒至，寒至则坚否腹满，痛急下利之病生矣，热至则身热，吐下霍乱，痈疽疮疡，瞀郁注下，瞤瘛肿胀，呕，鼽衄，头痛，骨节变，肉痛，血溢，血泄，淋闷之病生矣。

帝曰：治之奈何？岐伯曰：时必顺之[④]，犯者治以胜也。

黄帝问曰：妇人重身[⑤]，毒之何如？岐伯曰：有故无殒，亦无殒也。

帝曰：愿闻其故何谓也？岐伯曰：大积大聚，其可犯也，衰其大半而止，过者死。

帝曰：善。郁之甚者治之奈何？岐伯曰：木郁达之，火郁发之，土郁夺之，金郁泄之，水郁折之，然调其气，过者折之，以其畏也，所谓泻之。

帝曰：假者何如？岐伯曰：有假其气，则无禁也。所谓主气不足，客气胜也。

帝曰：至哉圣人之道！天地大化运行之节，临御之纪，阴阳之政，寒暑之令，非夫子孰能通之！请藏之灵兰之室，署曰《六元正纪》，非斋戒不敢示，慎传也。

【注释】

①热无犯热：热令季节不要违背慎用热性药、食的原则，亦即热季慎用热药之意。

②寒无犯寒：意思是如果没有热证，在寒冷的冬天就不要随便用寒药，以免损伤阳气，发生变证。但如果是里有实热结滞，须用寒凉的攻下药，就不在此例。不在冬日用寒凉攻下，对于方药应有选择，剂量也宜斟酌。

③发表不远热，攻里不远寒：邪在表用温热药物以宣发，邪气入里用寒凉药物攻逐。

④时必顺之：必须适应时令。

⑤重身：孕妇。

【译文】

黄帝说：很好！前面说过，用热性药不可触犯热的气候，用寒性药不可触犯寒的气候。要是既不想避开热的气候，又不想避开寒的气候，该怎么办？岐伯回答说：您问得真全面！发表散寒时不必避开炎热的气候，攻泻里热时不必避开寒凉的气候。

黄帝又道：既不是发表，又不是攻里，触犯了主时的寒，或主时的热，该怎么办呢？岐伯回答说：如果寒热伤害内脏，那么病情就加重。

黄帝又说道：想听您谈谈不避寒热对无病的人会有什么影响呢？岐伯回

答说：如果用药不避开寒热，会使无病的人生病，有病的人疾病加重。

黄帝又说：会产生怎样的疾病？岐伯回答说：不避开主时之热，会生热性病；不避开主时之寒，会生寒性病。寒性病，患者出现腹部坚硬、痞阻胀满、拘急疼痛、下利等病症。热性病，患者出现身热吐下、霍乱、痈疽、疮疡、神志昏昧、腹泻、肌肉跳动、抽搐、肿胀、呕吐、鼻衄、头痛、骨节痛、肌肉疼痛、吐血、便血、二便不通等病症。

黄帝说：该怎样治疗呢？岐伯回答说：必须顺应四时之气。但是，如果触犯了，就用相生的药物来治疗。

黄帝说：妇人怀孕时怎样用药呢？岐伯回答说：如果孕妇患了要用药治疗的疾病，服用药后对母体没伤损，对胎儿也没伤害时才可使用。

黄帝又说：想听您谈谈这其中的道理？岐伯回答说：大积大聚的疾病，是能用有剧毒的药来治疗的，但当疾病治好一大半时就要停药，一旦用药太过就会导致死亡。

黄帝说：很好！怎样治疗瘀滞很重的疾病呢？岐伯回答说：木瘀滞当畅达，火瘀滞当发散，土瘀滞当消导，金瘀滞当宣泄，水瘀滞当调理制约。但是在调理气机时，对于太过的，就用相生的药调制，这就是泻。

黄帝说：如果有假借之气的，该怎么办？岐伯回答说：这时就不用遵循"用寒远寒，用热远热"的原则，这就是所说的主气不足、客气相生的原因。

黄帝说：圣人的学说的确是博大精深！天地间的气化，五运运行的节律，六气加临的纲纪，阴阳的作用，寒暑变化的时令，除了先生以外谁还能弄得清楚！请让我将这些理论藏于灵兰之室中，题名为《六元正纪》，不经过斋戒就不随意拿出来展示，也要慎重地传给后人。

至真要大论

导读：本篇主要讨论五运六气概念及六气变化所致疾病的机理、证候、诊断、治法等。并讨论方剂的配伍、佐制、服法、禁忌等。进而概括出“病机十九条”等重要医学内容。

六气主岁时的情况

【原文】

黄帝问曰：五气交合，盈虚更作①，余知之矣。六气分治，司天地者，其至何如？岐伯再拜对曰：明乎哉问也！天地之大纪，人神之通应也。

帝曰：愿闻上合昭昭，下合冥冥奈何？岐伯曰：此道②之所主，工之所疑也。

帝曰：愿闻其道也。岐伯曰：厥阴司天，其化以风；少阴司天，其化以热；太阴司天，其化以湿；少阳司天，其化以火；阳明司天，其化以燥；太阳司天，其化以寒。以所临藏位，命其病者也。

【注释】

①盈虚更作：指五运之太过与不及交替作用。

②道：这里指自然规律。

【译文】

黄帝说：五运相互交和主岁，太过不及交替为用，我已经知道了。六气各有主时，司天、在泉统领天地，其气来时是如何表现的？岐伯再拜而说：问得多么高明啊！这是自然变化的基本规律，人体的机能活动是与天地变化相适应的。

黄帝说：我想听听人体与司天、在泉之气，是怎样适应的呢？岐伯回答说：这是受自然规律所主宰的，也是医者最容易产生疑惑的问题。

黄帝说：我要听听其中的道理。岐伯回答说：厥阴司天，气化为风；少阴司天，气化为热；太阴司天，气化为湿；少阳司天，气化为火；阳明司天，气化为燥；太阳司天，气化为寒。根据六气所临的脏位，来确定其疾病。

【原文】

帝曰：地化奈何？岐伯曰：司天同候，间气皆然。

帝曰：间气何谓？岐伯曰：司左右者，是谓间气也。

帝曰：何以异之？岐伯曰：主岁者纪岁，间气者纪步也。

帝曰：善。岁主奈何？岐伯曰：厥阴司天为风化，在泉为酸化，司气[①]为苍化，间气为动化。

少阴司天为热化，在泉为苦化，不司气化，居气[②]为灼化。

太阴司天为湿化，在泉为甘化，司气为黅化，间气为柔化。

少阳司天为火化，在泉为苦化，司气为丹化，间气为明化。

阳明司天为燥化，在泉为辛化，司气为素化，间气为清化。

太阳司天为寒化，在泉为咸化，司气为玄化，间气为藏化。

故治病者，必明六化分治，五味五色所生，五脏所宜，乃可以言盈虚病生之绪也。

【注释】

①司气：指五运之气。

②居气：即间气。

【译文】

黄帝说：在泉之气的气化是怎样的？岐伯回答说：与司天同一规律，间气也是如此。

黄帝说：间气是怎样的呢？岐伯回答说：间气是分别主管司天、在泉之气左右的。

黄帝说：与司天在泉有何分别呢？岐伯回答说：司天在泉主岁之气，主管一年的气化，间气之气，主一步（六十日多）的气化。

黄帝说：很好！一年之中气化的情况是怎样的呢？岐伯回答说：厥阴司天，气从风化；在泉，味从酸化；在主岁运时，从苍化；在间气，从动化。

少阴司天，气从热化；在泉，味从苦化；它不主岁运；在间气，从灼化。

太阴司天，气从湿化；在泉，味从甘化；在主岁运时，从黄化；在间气，从柔化。

少阳司天，气从火化；在泉，味从苦化；在主岁运时，从赤化；在间气，从明化。

阳明司天，气从燥化；在泉，味从辛化；在主岁运时，从白化；在间气，从青化。

六气的阴阳

六气指的是风、寒、暑、湿、燥、热，它们又被称为自然界的六淫。这六气因其所产生的位置不同，又有阴阳之别。

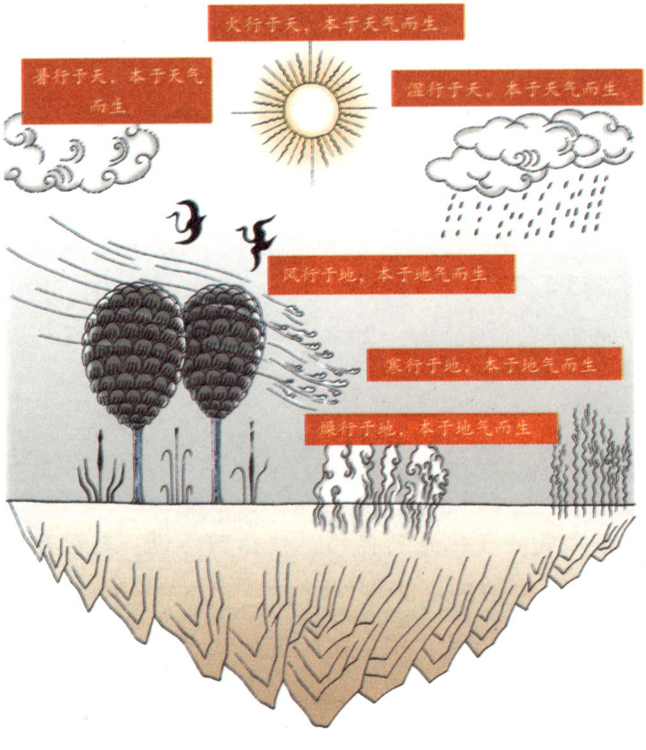
火行于天，本于天气而生
暑行于天，本于天气而生
湿行于天，本于天气而生
风行于地，本于地气而生
寒行于地，本于地气而生
燥行于地，本于地气而生

太阳司天，气从寒化；在泉，味从咸化；在主岁运时，从黑化；在间气，从藏化。

所以医者在治病的时候，必须了解六气所主司的气化作用，五味、五色之所生，五脏之所宜，然后才可谈论气的太过、不及和疾病的产生等问题。

风化的运行与疾病的治疗

【原文】

帝曰：厥阴在泉而酸化先，余知之矣。风化之行也，何如？岐伯曰：风行于地，所谓本也，余气同法。本乎天者，天之气也；本乎地者，地之气也。天地合气，六节①分而万物化生矣。故曰：谨候气宜，无失病机②，此之谓也。

帝曰：其主病③何如？岐伯曰：司岁备物，则无遗主矣。

帝曰：先岁物何也？岐伯曰：天地之专精④也。

帝曰：司气者何如？岐伯曰：司气者主岁同，然有余不足也。

帝曰：非司岁物何谓也？岐伯曰：散也，故质同而异等也，气味有薄厚，性用有躁静，治保有多少，力化有浅深，此之谓也。

帝曰：岁主藏害何谓？岐伯曰：以所不胜命之，则其要也。

帝曰：治之奈何？岐伯曰：上淫于下，所胜平之⑤，外淫于内，所胜治之。

帝曰：善。平气何如？岐伯曰：谨察阴阳所在而调之，以平为期。正者正治，反者反治。

【注释】

①六节：即六步。

②病机：指疾病发生和发展的机理。

③主病：指主治疾病的药物。

④专精：精粹之意。

⑤平之：即治疗之意。

【译文】

黄帝说：厥阴在泉化生酸味，我早就知道了。那风气化生规律是怎样的呢？岐伯回答说：风气行于地，风是厥阴之本气，其他火、湿、燥、寒诸气也是这样。因为本属于天的，是天之气，本属于地的，是地之气，天地之气相互通化合，六节之气分而后万物才能生化。所以说：要谨慎地察候六气主时之宜，不可贻误病机。说的就是这个道理。

黄帝说：如何选择主治疾病的药物呢？岐伯回答说：根据各年的气化特点来采备相应的药物，则药物就不会有所遗漏了。

黄帝说：为什么要采备岁气所生化的药物？岐伯回答说：因其能得天地之气的精华，故气全而力厚。

黄帝说：司岁运的药物怎样？岐伯回答说：司岁运的药物与主岁的药物相同，然而有太过不及的区别。

黄帝说：不根据岁运、司天气化而采集的药物怎样？岐伯回答说：其气散而不专，形质虽同，却有等级上的差别。在气味的厚薄、功效作用、防病效果、药力都有很大的差别，说的就是这个道理。

黄帝说：五运主岁为什么会伤害五脏呢？岐伯回答说：五运有胜复，不胜则有病，发病与脏腑相应，这是其中的关键。

黄帝说：治疗的方法是怎样的？岐伯回答说：司天之气淫胜于下的，以其所胜之气来平调之；在泉之气淫胜于内的，以其所胜之气药物来治疗。

黄帝说：讲得好。运气平和而生病，如何治疗？岐伯回答说：仔细观察阴阳病变之所在，来加以调整，达到平衡为目的。正病用正治法，反病用反治法。

【原文】

帝曰：夫子言察阴阳所在而调之，论言人迎与寸口相应，若引绳小大齐等，命曰平，阴之所在寸口何如？岐伯曰：视岁南北①，可知之矣。

帝曰：愿卒闻之。岐伯曰：北政之岁，少阴在泉，则寸口不应；厥阴在泉，则右不应；太阴在泉，则左不应。南政之岁，少阴司天，则寸口不应；厥阴司天，则右不应；太阴司天，则左不应。诸不应者，反其诊则见②矣。

主政者与阴脉的表现

主政者的变化会影响脉搏的变化，导致其中一手寸口的脉不应指。如果出现这种不应指的脉，反其诊即可，即左手不应诊右手，右手不应诊左手。

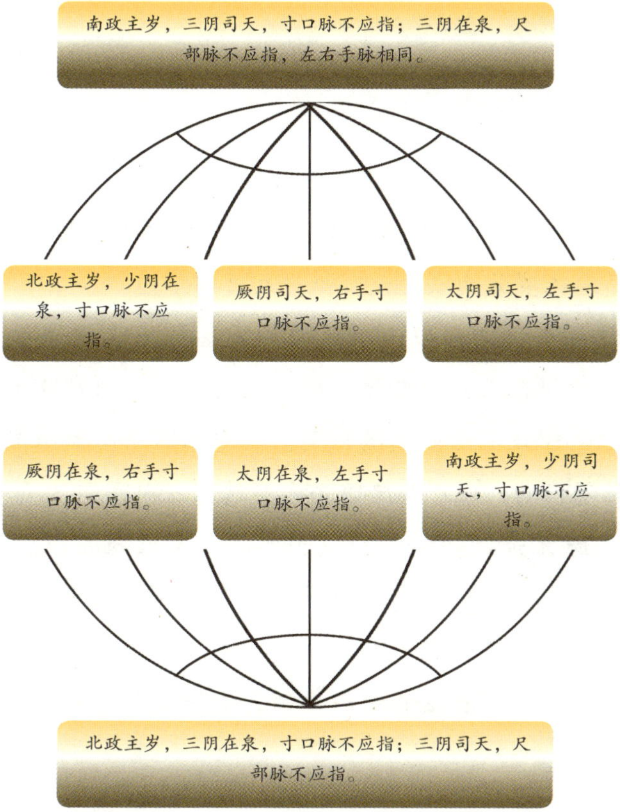

帝曰：尺候何如？岐伯曰：北政之岁，三阴在下，则寸不应；三阴在上，则尺不应。南政之岁，三阴在天，则寸不应；三阴在泉，则尺不应。左右同。故曰：知其要者，一言而终，不知其要，流散无穷。此之谓也。

【注释】

①南北：即下文的南政、北政。在北则南面而布北方之政，是谓北政，天气自北而南升。在南则北面而布南方之政，是谓南政，天气自南而北升。唐代王冰认为，木、火、金、水四运为北政，土运为南政。清代著名医学家黄元御则认为，“天地之气，东西对待，南北平分，何南政之少而北政之多也？……则十二年中，三年在北，三年在东，三年在南，三年在西。”这种观点比较合理。

②反其诊则见：以反向思考诊断，才可以明白。

【译文】

黄帝说：先生说观察阴阳之所在来调治，医论中说人迎和寸口脉相应，像牵引绳索一样大小相等的，称为平脉。那么三阴在寸口脉上有什么反映呢？岐伯回答说：看主岁是南政还是北政，就可以知道了。

黄帝说：请您详尽地讲给我听听。岐伯回答说：北政的年份，少阴在泉，则寸口不应；厥阴在泉，则右脉不应；太阴在泉，则左脉不应。南政的年份，少阴司天，则寸口不应；厥阴司天，则右脉不应；太阴司天，则左脉不应。凡是寸口脉不应的，以反向思维去诊察就可以观察到。

黄帝说：尺部脉又是怎样的呢？岐伯回答说：北政主岁，三阴在泉，寸口脉不应指；三阴司天，尺部脉不应指。南政主岁，三阴司天，寸口脉不应指；三阴在泉，尺部脉不应指，左右手脉相同。所以说，掌握这其中的要领，一句话就能说完，没掌握这其中的要领，谈论就漫无边际，说的就是这个道理。

在泉之气侵入人体产生的疾病与治疗

【原文】

帝曰：善。天地之气，内淫[①]而病何如？岐伯曰：岁厥阴在泉，风淫所胜，则地气不明，平野昧，草乃早秀。民病洒洒振寒，善伸数欠，心痛支满，两胁里急，饮食不下，鬲咽不通，食则呕，腹胀善噫，得后与气，则快然如衰，身体皆重。

岁少阴在泉，热淫所胜，则焰浮川泽，阴处反明。民病腹中常鸣，气上冲胸，喘不能久立，寒热皮肤痛，目瞑齿痛䪼肿，恶寒发热如疟，少腹中痛，腹大，蛰虫不藏。

岁太阴在泉，草乃早荣，湿淫所胜，则埃昏岩谷，黄反见黑[②]，至阴之交。民病饮积，心痛，耳聋，浑浑焞焞，嗌肿喉痹，阴病血见，少腹痛肿，不得小便，病冲头痛，目似脱，项似拔，腰似折，髀不可以回，腘如结，腨如别。

岁少阳在泉，火淫所胜，则焰明郊野，寒热更至。民病注泄赤白，少腹痛溺赤，甚则血便，少阴同候。

岁阳明在泉，燥淫所胜，则霿雾清瞑。民病喜呕，呕有苦，善太息，心胁痛不能反侧，甚则嗌干面尘，身无膏泽，足外反热。

岁太阳在泉，寒淫所胜，则凝肃惨慄。民病少腹控睾，引腰脊，上冲心痛，血见，嗌痛颔肿。

帝曰：善。治之奈何？岐伯曰：诸气在泉，风淫于内，治以辛凉，佐以苦；以甘缓之，以辛散之。热淫于内，治以咸寒，佐以甘苦，以酸收之，以苦发之。湿淫于内，治以苦热，佐以酸淡，以苦燥之，以淡泄之。火淫于内，治以咸冷，佐以苦辛，以酸收之，以苦发之。燥淫于内，治以苦温，佐以甘辛，以苦下之。寒淫于内，治以甘热，佐以苦辛，以咸泻之，以辛润之，以苦坚之。

【注释】

①内淫：张介宾注此云："淫，邪胜也，不务其德，是谓之淫。内淫者，自外而入，气淫于内，言在泉之变病也。"

②黄反见黑：意思是黄色反见于北方黑色的地方。

【译文】

黄帝说：很好。司天、在泉之气，淫胜侵入人体会产生怎样的疾病？岐伯回答说：厥阴在泉的年份，风气侵袭其所胜的脾土，就表现为地气不清明，原野昏暗，草类植物过早地开花抽穗。人易患恶寒战栗、喜伸展腰身、不断地打哈欠，心痛而有撑满感，两侧胁里拘急不舒，饮食不下，胸膈咽部不利，食入则呕吐，腹胀，多嗳气，大便或放屁后觉得轻快但乏力，身体沉重。

少阴在泉的年份，热气侵袭其所胜的肺金，就表现为热焰浮现于川泽之上，本来是阴暗的地方反而明亮。人易患腹中时常鸣响，逆气上冲胸脘，气喘不能久立，寒热，皮肤痛，视物模糊，齿痛，下颌骨肿，寒热如疟疾，少腹疼痛，腹部胀大。气候温热，虫类也不伏藏。

太阴在泉的年份，湿邪侵袭所胜的肾水，就会出现岩谷昏暗，黄色见于水位，这是因为湿土之气相交合。人易患水饮积聚，心痛，耳聋，头目不清，咽喉肿胀，喉痹，阴病而有出血症状，少腹疼痛，小便不通，气上冲头痛，眼睛像要掉出、颈项像要被拔出、腰像被折断、髋部不能转动、膝关节像凝结一样、小腿肚转筋疼痛像裂开一般。

少阳在泉的年份，火气侵袭所胜的肺金，于是表现为郊野烟火明亮，寒热之气交替出现。人易患泄泻如注，下痢赤白，少腹痛，小便赤色，甚则血便。其余症候与少阴在泉之年相同。

阳明在泉的年份，燥气侵袭所胜的肝木，于是便出现雾气迷蒙昏暗。人易患喜呕，呕吐苦水，常叹息，心胁部疼痛不能转侧，甚至咽喉干，面暗如蒙尘，身体干瘦而不润泽，足外侧发热。

太阳在泉的年份，寒气侵袭所胜的心火，于是出现万物静肃战栗之象。人易患出现少腹疼痛牵引睾丸、腰脊，向上冲心而痛，出血，咽喉痛，下巴肿。

黄帝说：讲得好。该怎样治疗呢？岐伯回答说：凡是在泉之气，风邪侵入体内而引发疾病的，主治用辛凉药，辅佐用苦味药，用甘味药来缓和肝木，用辛味药来散其风邪；热邪侵入体内而引发疾病的，主治用咸寒药，辅佐用甘苦药，以酸味药来收敛阴气，用苦味药来发泄热邪；湿邪侵入体内而引发疾病的，主治用苦热药，辅佐用酸淡药，用苦味药以燥湿，用淡味药以渗泄湿邪；火邪侵入体内而引发疾病的，主治用咸冷药，辅佐用苦辛药，用酸味药来收敛阴气，以苦味药发泄火邪；燥邪侵入体内而引发疾病的，主治

在泉之气侵入人体所产生的疾病与治疗原则

下图所示为六气在泉时，侵入人体后导致人体所出现的疾病，治疗疾病时要根据岁气的变化选择不同性味的药物。

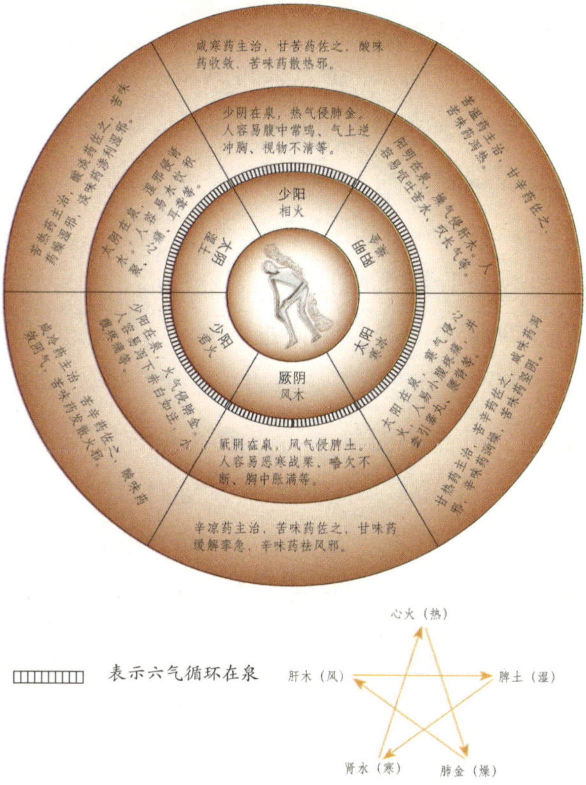

用苦温药，辅佐用甘辛药，以苦味药泄下；寒邪侵入体内而引发疾病的，主治用甘热药，辅佐用苦辛药，用咸味药以泻水，用辛味药以温润，以苦味药来巩固阳气。

司天之气侵入人体产生的疾病与治疗

【原文】

帝曰：善。天气之变何如？岐伯曰：厥阴司天，风淫所胜，则太虚埃昏，云物以扰，寒生春气，流水不冰。民病胃脘当心而痛，上支两胁，鬲咽不通，饮食不下，舌本强，食则呕，冷泄腹胀，溏泄，瘕水闭，蛰虫不去，病本于脾。冲阳绝，死不治。

少阴司天，热淫所胜，怫热[1]至，火行其政。民病胸中烦热，嗌干，右胠满，皮肤痛，寒热咳喘，大雨且至，唾血血泄，鼽衄嚏呕，溺色变，甚则疮疡胕肿，肩背臂臑及缺盆中痛，心痛肺䐜，腹大满，膨膨而喘咳，病本于肺。尺泽绝，死不治。

太阴司天，湿淫所胜，则沉阴且布，雨变枯槁，胕肿骨痛，阴痹，阴痹者按之不得，腰脊头项痛，时眩，大便难，阴气不用，饥不欲食，咳唾则有血，心如悬，病本于肾[2]。太溪绝，死不治。

少阳司天，火淫所胜，则温气流行，金政不平[3]。民病头痛，发热恶寒而疟，热上皮肤痛，色变黄赤，传而为水，身面胕肿，腹满仰息，泄注赤白，疮疡咳唾血，烦心，胸中热，甚则鼽衄，病本于肺。天府绝，死不治。

阳明司天，燥淫所胜，则木乃晚荣，草乃晚生，筋骨内变，民病左胠胁痛，寒清于中，感而疟，大凉革候，咳，腹中鸣，注泄鹜溏，名木敛，生菀于下，草焦上首，心胁暴痛，不可反侧，嗌干面尘，腰痛，丈夫㿗疝，妇人少腹痛，目昧眦，疡疮痤痈，蛰虫来见，病本于肝。太冲绝，死不治。

太阳司天，寒淫所胜，则寒气反至，水且冰，血变于中，发为痈疡。民病厥心痛，呕血，血泄鼽衄，善悲时眩仆。运火炎烈，雨暴乃雹，胸腹满，手热肘挛，掖肿，心澹澹大动，胸胁胃脘不安，面赤目黄，善噫嗌干，甚则色炲，渴而欲饮，病本于心。神门绝，死不治。

所谓动气④，知其藏也。

帝曰：善。治之奈何？岐伯曰：司天之气，风淫所胜，平以辛凉，佐以苦甘，以甘缓之，以酸泻之。热淫所胜，平以咸寒，佐以苦甘，以酸收之。湿淫所胜，平以苦热，佐以酸辛，以苦燥之，以淡泄之。湿上甚而热，治以苦温，佐以甘辛，以汗为故而止。火淫所胜，平以酸冷，佐以苦甘，以酸收之，以苦发之，以酸复之，热淫同。燥淫所胜，平以苦湿，佐以酸辛，以苦下之。寒淫所胜，平以辛热，佐以甘苦，以咸泻之。

【注释】

①怫热：大热。少阴君火司天，火司其政，大热行。

②病本于肾：土克水，故可致肾病。

③金政不平：火克金，故金政不平。

④动气：见于脉的阳浮之气，是阴阳相搏的结果。

【译文】

黄帝说：讲得好。司天之气淫胜侵入人体致病是怎样的？岐伯回答说：厥阴司天的年份，风气侵袭所胜的脾土，于是天空尘埃昏暗，云雾扰动不宁，寒季行春令，流水不能结冰，蛰虫不去潜伏。人易患胃脘、心部疼痛，两胁胀满，咽膈不通利，饮食不下，舌本强硬，食则呕吐，冷泻，腹胀，大便溏泄，瘕病，小便不通，病机的根本原因在于风邪伤脾。冲阳脉无搏动，属于难以治愈的死证。

少阴司天的年份，热气侵袭所胜的肺金，天气郁热，君火行其政令，热极则大雨将至。人易患胸中烦热，咽喉干燥，右胁上胀满，皮肤疼痛，寒热，咳喘，唾血，便血，衄血，鼻塞流涕，喷嚏，呕吐，尿的颜色改变，甚至皮肤疮疡，浮肿，肩、背、臂、臑以及缺盆等处疼痛，心痛，肺胀，腹胀满，胸部胀满，气喘咳嗽，病机的根本原因在于热邪伤肺。尺泽脉无搏动，属于难以治愈的死证。

太阴司天的年份，湿土侵袭所胜的肾水，阴沉之气密布天空，雨水浸渍，草木枯槁。人病易患浮肿，骨痛阴痹，阴痹之病按之不知痛处，腰脊头项疼痛，时时眩晕，大便困难，阳痿，饥饿而不欲进食，咳唾出血，心动不宁如悬空中的症状，病机的根本原因在于湿邪伤肾。太溪脉天搏动，属于难以治愈的死证。

少阳司天，火气侵袭所胜的肺金，温热之气流行，秋金之令不平。人易患头痛，发热恶寒而发疟疾，热气在上，皮肤疼痛，颜色变为黄色、红色，传于里而形成水肿，身面浮肿，腹部胀满，仰面喘息，泄泻暴注，赤白下痢，疮疡，咳嗽吐血，心烦，胸中热，甚至鼻流涕出血，病机的根本原因在于火邪伤肺。天府脉无搏动，属于难以治愈的死证。

阳明司天的年份，燥气侵袭所胜的肝木，于是就推迟了草木繁荣，生长变晚，大凉之气改变了气候，大树枝叶干枯收敛，下部郁结生气，草叶焦枯。筋骨发生病变，人易患左侧胸腋胁肋疼痛，寒凉清肃之气感受之后则为疟疾，咳嗽，腹中鸣响，暴注泄泻，大便稀溏，心胁突然剧痛，不能转侧，咽喉干燥，面色如蒙尘，腰痛，男子颓疝，妇女小腹疼痛，眼目昏昧不明，眼角疼痛，疮疡痈痤，病机的根本原因在于燥邪伤肝。太冲脉无搏动，属于难以治愈的死证。

太阳司天的年份，寒气侵袭所胜的心火，于是寒气非时而至，水多结冰，如果遇到火运主岁，那么暴雨冰雹将落。人血脉变化于内，易患痈疡，厥逆心痛，呕血，便血，衄血，鼻塞流涕，善悲，时常眩晕仆倒，胸腹满，手热，肘臂挛急，腋部肿，心悸甚，胸胁胃脘不舒，面赤目黄，善嗳气，咽喉干燥，甚至面黑如炲，口渴欲饮的症状，病机的根本原因在于水邪伤心。神门脉无搏动，属于难以治愈的死证。

所以说，由脉气的搏动，可以测知其脏器的存亡。

黄帝说：很好。那怎样治疗呢？岐伯回答说：只要诸气司天，过盛的风气侵袭所胜的脾土，平抑风气用辛凉的药物，辅佐用苦甘的药物，缓急用甘味药，泻邪用酸味药；过盛的热气侵袭所胜的肺金，平抑热气用咸寒的药物，辅佐用苦甘的药物，收敛阴气用酸味药；过盛的湿土侵袭所胜的肾水，平抑湿气用苦热的药物，辅佐用酸辛的药物，燥湿用苦味药，渗利湿邪用淡味药；湿邪滞留于上部而发热，主治用苦温的药物，辅佐用甘辛的药物，以汗出病去而止；过盛的火气侵袭所胜的肺金，平抑火气用酸冷的药物，辅佐用苦甘的药物，收敛阴气用酸味药，发散火邪用苦味药，恢复阴气用酸味药；过盛的热气所形成的病症治法和这一样。过盛的燥气侵袭所胜的肝木，平抑燥气用苦温的药物，辅佐用酸辛的药物，泻下燥结用苦味药；过盛的寒气侵袭所胜的心火，平抑寒气用辛热的药物，辅佐用苦甘的药物，泻下寒气用咸味药。

司天之气变化对自然界的影响

司天之气的变化会对自然界和人的健康产生影响。下图所示为六气司天时，自然界所出现的现象。

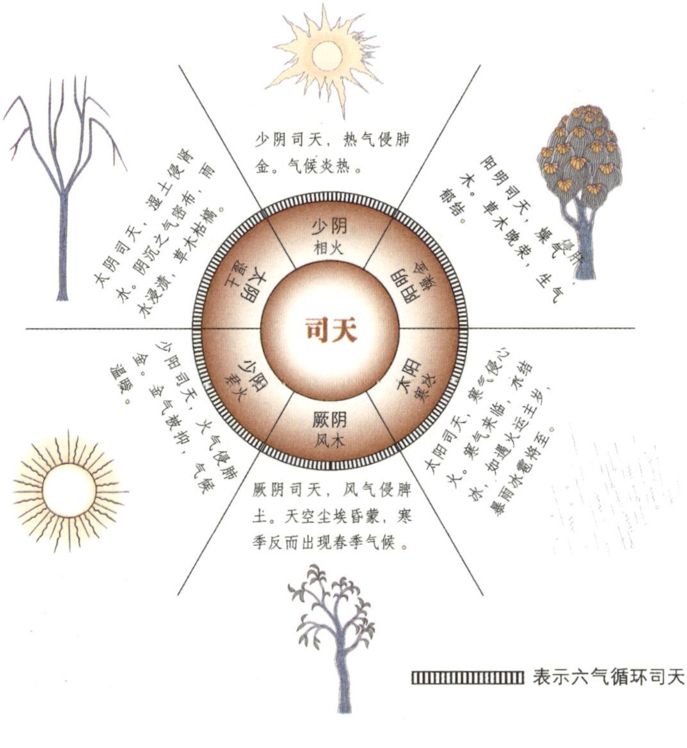

司天之气变化对人体的影响与疾病的治疗原则

六气的循环变化，会对人的五脏产生影响，治疗疾病时要根据司天之气的特性，选用不同的药物。

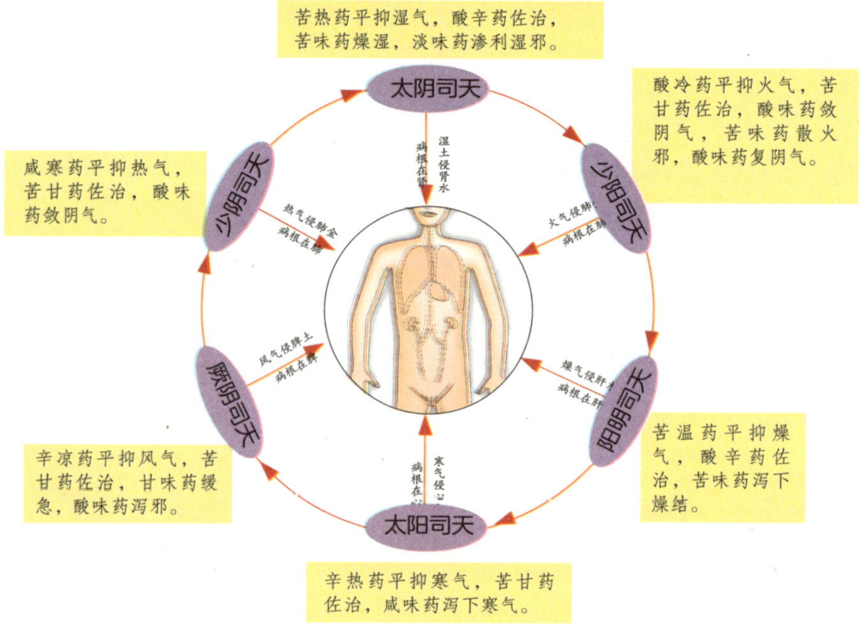

在泉之气不足和司天之气不足的治疗原则

【原文】

帝曰：善。邪气反胜[①]，治之奈何？岐伯曰：风司于地[②]，清反胜之，治以酸温，佐以苦甘，以辛平之。热司于地，寒反胜之，治以甘热，佐以苦辛，以咸平之。湿司于地，热反胜之，治以苦冷，佐以咸甘，以苦平之。火司于地，寒反胜之，治以甘热，佐以苦辛，以咸平之。燥司于地，热反胜之，治以平寒，佐以苦甘，以酸平之，以和为利。寒司于地，热反胜之，治以咸冷，佐以甘辛，以苦平之。

帝曰：其司天邪胜[③]何如？岐伯曰：风化于天[④]，清反胜之，治以酸温，佐以甘苦。热化于天，寒反胜之，治以甘温，佐以苦酸辛。湿化于天，热反胜之，治以苦寒，佐以苦酸。火化于天，寒反胜之，治以甘热，佐以苦辛。燥化于天，热反胜之，治以辛寒，佐以苦甘。寒化于天，热反胜之，治以咸冷，佐以苦辛。

【注释】

①邪气反胜：本气为自己所不胜的邪气所乘。

②风司于地：即厥阴风木在泉。

③司天邪胜：指司天之气被邪气反胜。

④风化于天：即风气司天。

【译文】

黄帝说：好！对本气不足而邪气反胜所致之病，应当怎样治疗呢？岐伯回答说：厥阴在泉，风木之气不足，清金之气反而相生，主治用酸温的药物，辅佐用苦甘的药物，助正气用辛味药；少阴在泉，火热之气不足，寒气反而相生，主治用甘热的药物，辅佐用苦辛的药物，助正气用咸味药；太阴在泉，湿土之气不足，热气反而相生，主治用苦寒的药物，辅佐用咸甘的药物，助正气用苦味药；少阳在泉，少阳相火不足，寒气反而相生，主治用甘热的药物，辅佐用苦辛的药物，助正气用咸味药；阳明在泉，燥气不足，热气反而相生，主治用寒性的药物，辅佐用苦甘药，助正气用酸味药，用平和药对病有利；太阳在泉，寒气不足，热气反而相生，主治用咸凉的药物，辅佐用辛甘的药物，助正气用苦味药。

黄帝说：司天之气被邪气反胜所致之病，应当怎样去治疗？岐伯回答说：厥阴司天，风气不及，清气反而相生，主治用酸温的药物，辅佐用甘苦的药物；少阴司天，热气不及，寒邪反而相生，主治用甘温的药物，辅佐用苦酸辛味的药物；太阴司天，湿气不足，热邪反而相生，主治用苦寒的药物，辅佐用苦酸的药物；少阳司天，火气不及，寒邪反而相生，主治用甘热的药物，辅佐用苦辛的药物；阳明司天，燥气不及，热气反而相生，主治用辛寒的药物，辅佐用苦甘的药物；太阳司天，寒气不足，热邪反而相生，主治用咸冷的药物，辅佐用苦辛的药物。

六气过盛导致的疾病与治疗方法

【原文】

帝曰：六气[①]相胜奈何？岐伯曰：厥阴之胜，耳鸣头眩，愦愦欲吐，胃鬲如寒，大风数举，倮虫不滋，胠胁气并，化而为热，小便黄赤，胃脘当心而痛，上支两胁，肠鸣飧泄，少腹痛，注下赤白，甚则呕吐，鬲咽不通。

少阴之胜，心下热，善饥，脐下反动，气游三焦，炎暑至，木乃津，草乃萎，呕逆躁烦，腹满痛，溏泄，传为赤沃[②]。

太阴之胜，火气内郁，疮疡于中，流散于外，病在胠胁，甚则心痛，热格[③]，头痛，喉痹，项强，独胜则湿气内郁，寒迫下焦，痛留顶，互引眉间，胃满，雨数至，燥化乃见，少腹满，腰脽重强，内不便，善注泄，足下温，头重，足胫，胕肿，饮发于中，胕肿于上。

少阳之胜，热客于胃，烦心，心痛，目赤，欲呕，呕酸，善饥，耳痛，溺赤，善惊，谵妄，暴热消烁，草萎水涸，介虫乃屈，少腹痛，下沃赤白。

阳明之胜，清发于中，左胠胁痛，溏泄，内为嗌塞，外发癞疝，大凉肃杀，华英改容，毛虫乃殃，胸中不便，嗌塞而咳。

太阳之胜，凝溧且至，非时水冰，羽乃后化，痔疟发，寒厥入胃，则内生心痛，阴中乃疡[④]，隐曲不利，互引阴股，筋肉拘苛，血脉凝泣，络满色变，或为血泄，皮肤否肿，腹满食减，热反上行，头项囟顶脑户中痛，目如脱，寒入下焦，传为濡泻。

帝曰：治之奈何？岐伯曰：厥阴之胜，治以甘清，佐以苦辛，以酸泻之。

少阴之胜，治以辛寒，佐以苦咸，以甘泻之。太阴之胜，治以咸热，佐以辛甘，以苦泻之。少阳之胜，治以辛寒，佐以甘咸，以甘泻之。阳明之胜，治以酸温，佐以辛甘，以苦泄之。太阳之胜，治以甘热，佐以辛酸，以咸泻之。

【注释】

①六气：指厥阴风木、少阴君火、少阳相火、太阴湿土、阳明燥金、太阳寒水之气。

②赤沃：尿血之意。

③热格：指热气被阻隔于上。

④阴中乃疡：指阴部生疮疡。

【译文】

黄帝说：六气偏胜所引起人体的发病情况是怎样的？岐伯回答说：厥阴风木偏胜，人易患耳鸣、头眩，胃中翻腾混乱而欲吐，胃脘横膈处寒冷的症状；大风屡起，倮虫不能滋生，易使人的胸部和胁肋部之气积聚不散，进一步郁而化热，小便黄赤，胃脘和心口疼痛，两胁胀满，肠鸣，泻下不消化的食物，小腹疼痛，泻下赤白，甚至呕吐，膈和咽喉阻塞不通。

少阴君火偏胜，则病心下烦热，常觉饥饿，脐下有动气上逆，热气游走三焦；炎暑到来，树木因之流津，草类因之枯萎，人们易患呕逆烦躁、腹部胀满、疼痛、大便稀薄，转变成尿血、血痢。

太阴湿土偏胜，火气郁于内则蕴酿成疮疡，流散在外则病生于胸膺、胁肋，甚至心痛，上阻滞热气，头痛，喉痹，颈项僵硬不舒服；单纯由于湿气偏胜而内郁，寒迫下焦，痛于头顶，牵引至眉间，胃中满闷；多雨之后，湿化之象方始出现，少腹满胀，腰臀部重而强直，妨碍入房，时时泄泻如注，足下温暖，头部沉重，足胫浮肿，水饮产生于内，脸上见浮肿。

少阳相火，热气在胃中停留，易患心烦，心痛，目赤，欲呕，呕酸，易饥饿，耳痛，小便赤色，易惊，谵语、记性不好。暴热之气消烁津液，草萎枯，水干涸，介虫屈伏，人易患少腹疼痛，下痢赤白。

阳明燥金偏胜，则清凉之气发于内，左侧胸膺胁肋疼痛，大便溏泄，内发咽喉滞塞，外为癞疝；大凉肃杀之气施布，草木之花叶改色，有毛的虫类死亡，易使人胸中不舒，咽喉窒塞而咳嗽。

太阳寒水偏胜，凝结凛冽之气来临，不是水结冰时水却结冰，羽虫类虫子生育推迟。人易患痔疮，疟疾，寒气入胃则生心病，阴部生疮疡，房事不利，阴部与大腿内侧相互牵引，筋肉拘急麻木，血脉凝滞，络脉郁滞充盈而色变，大便下血，皮肤肿胀，腹中胀满，饮食减少，热气上逆，而头项巅顶脑户等处疼痛，目珠疼如脱出，寒气入于下焦，转变成为濡泻。

黄帝说：该怎样治疗呢？岐伯回答说：厥阴风木偏胜致病，主治用甘凉

六气过盛所致疾病的治疗

六气太过时，会对自然界造成折损，人易患烦闷、心口疼等疾病。对于六气过盛所致的疾病进行治疗，要根据司天之气的特点选用不同性味的药物。

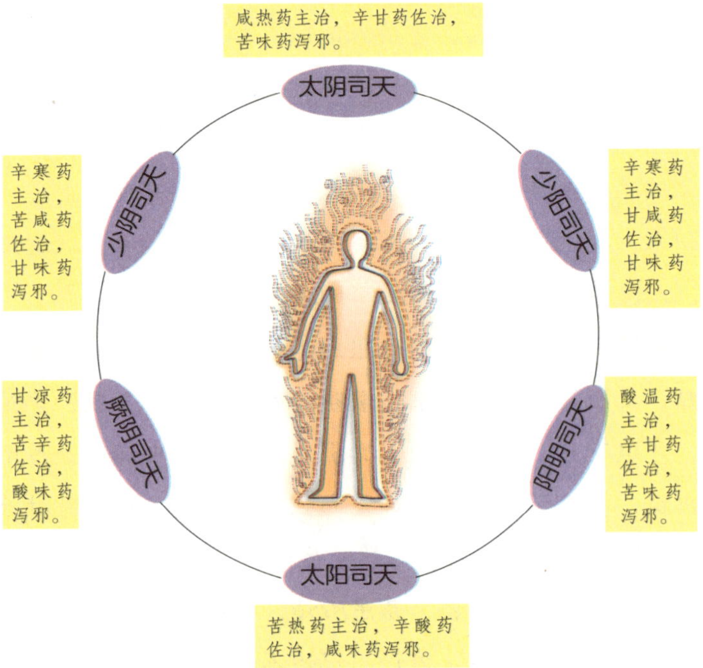

的药物，辅佐用苦辛的药物，泻邪用酸味药；少阴君火过盛，主治用辛寒的药物，辅佐用苦咸的药物，泻邪用甘味药；太阴湿土过盛，主治用咸热的药物，辅佐用辛甘的药物，泻邪用苦味的药物；少阳相火过盛，主治用辛寒的药物，辅佐用甘咸的药物，泻邪用甘味药；阳明燥金过盛，主治用酸温的药物，辅佐用辛甘的药物，泻邪用苦味的药物；太阳寒水过盛，主治用苦热的药物，辅佐用辛酸的药物，泻邪用咸味药物。

六气相复对人和自然界的影响

【原文】

帝曰：六气之复何如？岐伯曰：悉乎哉问也！厥阴之复，少腹坚满，里[①]急暴痛，偃木虫飞沙，倮虫不荣，厥心痛，汗发呕吐，饮食不入，入而复出，筋骨掉眩，清厥，甚则入脾，食痹而吐。冲阳绝，死不治。

少阴之复，燠热内作，烦躁鼽嚏，少腹绞痛，火见燔焫，嗌燥，分注时止，气动于左，上行于右，咳，皮肤痛，暴瘖心痛，郁冒不知人，乃洒淅恶寒，振慄谵妄，寒已而热，渴而欲饮，少气骨痿，隔肠不便，外为浮肿哕噫，赤气后化[②]，流水不冰，热气大行，介虫不复，病疿胗疮疡，痈疽痤痔，甚则入肺，咳而鼻渊。天府绝，死不治。

太阴之复，湿变乃举，体重中满，食饮不化，阴气上厥，胸中不便，饮发于中，咳喘有声，大雨时行，鳞见于陆[③]，头顶痛重，而掉瘛尤甚，呕而密默，唾吐清液，甚则入肾窍，泻无度。太溪绝，死不治。

少阳之复，大热将至，枯燥燔热，介虫乃耗，惊瘛咳衄，心热烦躁，便数憎风，厥气上行，面如浮埃，目乃瞤瘛，火气内发，上为口糜呕逆，血溢血泄，发而为疟，恶寒鼓栗，寒极反热，嗌络焦槁，渴引水浆，色变黄赤，少气脉萎，化而为水，传为胕肿，甚则入肺，咳而血泄。尺泽绝，死不治。

阳明之复，清气大举，森木苍干，毛虫乃厉，病生胠胁，气归于左，善太息，甚则心痛否满，腹胀而泄，呕苦咳哕，烦心，病在鬲中，头痛，甚则入肝，惊骇筋挛。太冲绝，死不治。

太阳之复，厥气上行，水凝雨冰，羽虫乃死，心胃生寒，胸鬲不利，心痛否满，头痛善悲，时眩仆，食减，腰脽反痛，屈伸不便，地裂冰坚，阳光不治，少腹控睾，引腰脊，上冲心，唾出清水，及为哕噫[4]，甚则入心，善忘善悲。神门绝，死不治。

【注释】

①里：指腹胁内部。

②赤气后化：即火气之行令推迟。

③鳞见于陆：鳞，代指鱼类。因为雨水暴发，鱼类出现在陆地。

④哕噫：指嗳气。

【译文】

黄帝说：六气相复引起人体发病情况是怎样的？岐伯回答说：您问得真详细啊！厥阴风木来复时，人易出现小腹坚硬胀满，腹里拘急，突然疼痛的症状。天地间，草木倒仆，尘土飞扬，倮虫不能繁育。人易患厥心痛、出汗、呕吐、饮食不入、食而吐出、筋骨震颤、目眩、四肢清冷，严重时，邪气进入脾脏，严重者会诱发食入而出的食痹病。冲阳脉无搏动，属于难以治愈的死证。

少阴君火来复，出现体内烦热、烦躁、鼻中出血、打喷嚏、小腹绞痛、身热如炭、咽喉干燥，大小便有时利下，有时停止，气发动于左侧而上逆行于右侧，咳嗽、皮肤疼痛、声音突然嘶哑、心口疼痛、神志昏昧不知人事，继而出现恶寒战栗、胡言乱语，寒战后又出现发热、口渴想喝水、少气、骨骼痿弱、肠道阻塞、大便不通、浮肿、呃逆、嗳气的症状。少阴火化之令后行，天地间流水不结冰，炎热之气流行，介虫不能蛰藏。此时人易患痱疹、疮疡、痈疽、痤疮、痔疮等疾病，如果邪气过甚进入肺脏，严重的出现咳

三阴三阳六气胜复与发病表

三阴三阳	六气	胜复	发病
厥阴	风气	胜气	耳鸣头眩，愦愦欲吐，胃鬲如寒，大风数举，倮虫不滋，胠胁气并，化而为热，小便黄赤，胃脘当心而痛，上支两胁，肠鸣飧泄，少腹痛，注下赤白，甚则呕吐，鬲咽不通等
		复气	少腹坚满，里急暴痛，厥心痛，汗发，呕吐，饮食不入，入而复出，筋骨掉眩，清厥，甚则入脾，食痹而吐等
少阴	热气	胜气	心下热，善饥，脐下反动，呕逆躁烦，腹满痛，溏泄，传为赤沃等
		复气	烦躁鼽嚏，少腹绞痛，嗌燥，分注时止，咳，皮肤痛，暴瘖心痛，郁冒不知人，洒淅恶寒，振栗谵妄，寒已而热，渴而欲饮，少气骨痿，隔肠不便，外为浮肿，哕噫，病痱胗疮疡，痈疽痤痔，甚则入肺，咳而鼻渊等
太阴	湿气	胜气	火气内郁，疮疡于中，流散于外，病在胠胁，甚则心痛，热格，头痛，喉痹，项强，痛留顶，互引眉间，胃满，少腹满，腰脽重强，内不便，善注泄，足下温，头重，足胫，胕肿，饮发于中，胕肿于上等
		复气	体重中满，食饮不化，阴气上厥，胸中不便，饮发于中，咳喘有声，头顶痛重而掉瘛尤甚，呕而密默，唾吐清液，甚则入肾窍，泻无度等
少阳	火气	胜气	热客于胃，烦心，心痛，目赤，欲呕，呕酸，善饥，耳痛，溺赤，善惊，谵妄，暴热消烁，少腹痛，下沃赤白等
		复气	惊瘛咳衄，心热烦躁，便数憎风，面如浮埃，目乃瞤瘛，口糜呕逆，血溢血泄，发而为疟，恶寒鼓栗，寒极反热，嗌络焦槁，渴引水浆，色变黄赤，少气脉萎，化而为水，传为胕肿，甚则入肺，咳而血泄等
阳明	燥气	胜气	清发于中，左胠胁痛，溏泄，内为嗌塞，外发㿗疝，胸中不便，嗌塞而咳等
		复气	病生胠胁，善太息，甚则心痛，痞满腹胀而泄，呕苦咳哕，烦心，病在膈中，头痛，甚则入肝，惊骇筋挛等
太阳	寒气	胜气	痔疟发，寒厥入胃，则内生心痛，阴中乃疡，隐曲不利，互引阴股，筋肉拘苛，血脉凝泣，络满色变，或为血泄，皮肤痞肿，腹满食减，热反上行，头项囟顶脑户中痛，目如脱，濡泻等
		复气	心胃生寒，胸鬲不利，心痛痞满，头痛善悲，时眩仆，食减，腰脽反痛，屈伸不便，少腹控睾，引腰脊，上冲心，唾出清水，及为哕噫，甚则入心，善忘善悲。

嗽、鼻塞流涕。天府脉无搏动，属于难以治愈的死证。

太阴湿土来复，就会产生湿气的病变，出现身体沉重、腹中胀满、饮食不消化的症状。阴寒之气上逆，出现胸中不舒畅、水饮发于内、咳嗽、喘息有声的症状。天常下大雨，陆地积水成河，鳞虫在陆地上出现。人易患头项痛而且沉重，严重的抽搐颤抖，呕吐，只想静静地待着，呕吐清涎，如果邪气过甚进入肾中，严重的则二便不能约束，泄下无度。太溪脉无搏动，属于难以治愈的死证。

少阳相火来复，赤热炎炎，枯燥炎热，万物焦枯，介虫不生。人易患惊恐、抽搐、咳嗽、鼻衄、心热、烦躁、频频小便、恶风、气机厥逆上行、面部如蒙灰尘、眼睛跳动，火气发于内、口舌糜烂、上逆而呕吐，甚至吐血、衄血、便血、疟疾、恶寒、鼓栗、寒极而变热、咽喉络脉干燥焦枯、口渴想喝水、面色黄赤、气少、脉痿弱，转化成水病，出现浮肿，如果邪气过甚进入肺脏，严重的会咳嗽出血。尺泽脉无搏动，属于难以治愈的死证。

阳明燥气来复，清肃之气流行，森林焦枯干燥，毛虫类易因传染病而死亡。胸膺胁肋常发生病变，左侧气机不舒、喜叹长气，甚至出现心痛痞阻胀满、腹胀泄泻、呕吐苦汁、咳嗽、呃逆、心烦、胸膈不舒、头痛，如果邪气过甚进入肝脏，严重的发生惊恐不安、筋脉拘急。太冲脉无搏动，属于难以治愈的死证。

太阳寒水来复，寒气厥逆上行，气水凝聚为雨成冰，羽虫多死亡。人易患心寒、胃寒、胸和膈肌不利、心痛、痞塞胀满、头痛、多悲伤、时常头晕目眩、仆倒、饮食减少、腰椎疼痛、腰部屈伸不便。地冻裂、结冰坚厚，阳光不能发挥温暖的作用。可出现小腹部疼痛，牵引睾丸及腰椎，上冲心口，吐出清水，嗳气、呃逆，如果邪气过甚进入心脏，严重的健忘、常常悲伤。神门脉无搏动，属于难以治愈的死证。

六气相复所致疾病的治疗

【原文】

帝曰：善。治之奈何？岐伯曰：厥阴之复，治以酸寒，佐以甘辛，以酸泻之，以甘缓之。少阴之复，治以咸寒，佐以苦辛，以甘泻之，以酸收之，辛苦发之，以咸耎之。太阴之复，治以苦热，佐以酸辛，以苦泻之，燥之，泄之。少阳之复，治以咸冷，佐以苦辛，以咸耎之，以酸收之，辛苦发之。发不远热，无犯温凉，少阴同法。阳明之复，治以辛温，佐以苦甘，以苦泄之，以苦下之，以酸补之。太阳之复，治以咸热，佐以甘辛，以苦坚之。

六气对于太过之气的报复，会影响到人，对六气来复所致疾病的治疗要遵循以下原则：

六气来复所致疾病的治疗

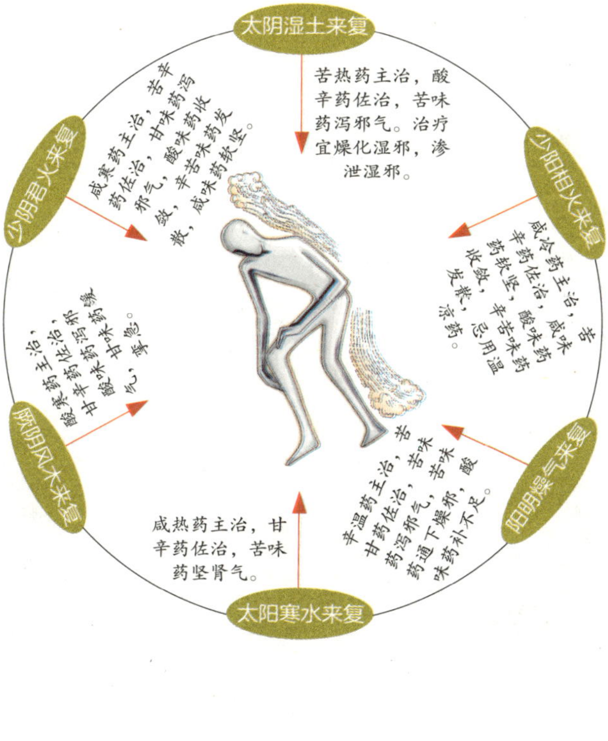

治诸胜复，寒者热之，热者寒之，温者清之，清者温之，散者收之，抑者散之，燥者润之，急者缓之，坚者耎之，脆者坚之，衰者补之，强者泻之，各安其气，必清必静，则病气衰去，归其所宗，此治之大体也。

【译文】

黄帝说：讲得好。该怎样治疗呢？岐伯回答说：厥阴风木来复，主治用酸寒的药物，辅佐用甘辛的药物，泻邪气用酸味药，缓挛急用甘味药；少阴君火来复，主治用咸寒的药物，辅佐用苦辛的药物，泻邪气用甘味药，收敛用酸味药，发散用辛苦味药，软坚用咸味药；太阴湿土来复，主治用苦热的药物，辅佐用酸辛的药物，泻邪气用苦味药，治疗宜燥化湿邪，渗泄湿邪；少阳相火来复，主治用咸冷的药物，辅佐用苦辛的药物，软坚用咸味药，收敛用酸味药，发散用辛苦味药，可不必避开天热，但要忌用温凉的药物；少

气的分属

六气的变化不仅能对应自然界，也可以对应人的身体。以天枢为中心，将人体分为上和下，其中上半身对应初之气、二之气、三之气；下半身对应四之气、五之气、六之气。

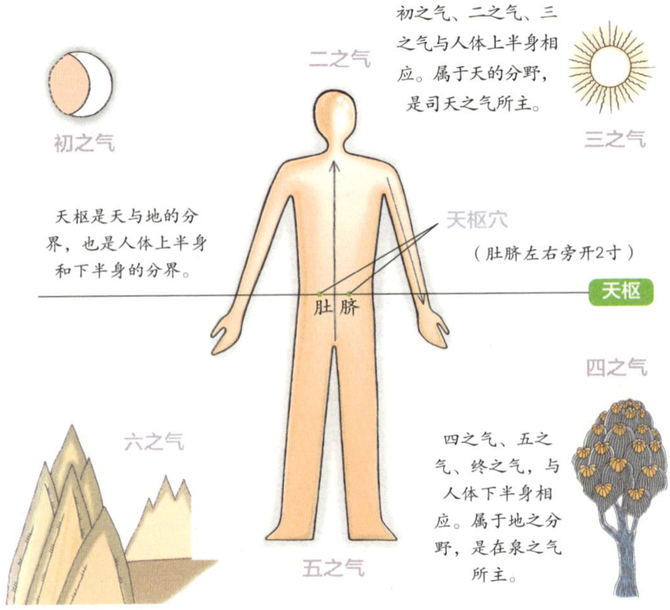

阴君火来复用相同的方法治疗；阳明燥气来复，主治用辛温的药物，辅佐用苦甘的药物，泻邪用苦味的药物，通下燥邪用苦味药，补不足用酸味药；太阳寒水来复，主治用咸热的药物，辅佐用甘辛的药物，坚肾气用苦味药。

治疗各种胜气、复气的原则：气寒的用热法，气热的用寒法，气温的用清凉法，气凉的用温法，正气外散的用收法，气郁的用发散法，气燥的用润法，气急的用缓法，坚实的用软坚法，脆弱的用固本法，衰弱的用补法，亢盛的用泻法。分别安定各脏之气，使五脏之气清静，病气就会自然衰退，分别回归于所属之处，这就是治疗的总体原则。

气的分属与人体的对应关系

【原文】

帝曰：善。气之上下①，何谓也？岐伯曰：身半以上，其气三矣，天之分也，天气主之。身半②以下，其气三矣，地之分也，地气主之。以名命气，以气命处，而言其病。半，所谓天枢也。故上胜而下俱病者，以地名之③。下胜而上俱病者，以天名之④。所谓胜至，报气屈伏⑤而未发也。复至则不以天地异名，皆如复气为法也。

【注释】

①上下：指司天、在泉天地之气。

②身半：指天地上下之气为身，各分为半。

③以地名之：即以地气之名来命名人身受病的脏器。

④以天名之：即以天气之名来命名人身受病的脏器。

⑤报气屈伏：报气，指复气；屈伏，潜伏。

【译文】

黄帝说：讲得好。气有上下之分，讲的是怎样的内容？岐伯回答说：气交天地之半有三气，分为天气，是司天主持；气交平分之下，也有三气，分为地气，是在泉主持。用上下来指明它的胜气和复气，用气来指明人身部位而说明疾病。“半”就是指天枢。所以上部的三气胜而下部的三气都病的，以地气之名来命名人身受病的脏气；下部的三气胜而上部的三气都病的，以天气之名来命名人身受病的脏气。以上所说，是指胜气已经到来，而复气尚隐伏未发者而言；若复气已经到来，则不能以司天在泉之名以区别之，当以复气的情况为准则。

胜气、复气的变动与疾病的发生

【原文】

帝曰：胜复之动，时有常乎？气有必乎？岐伯曰：时有常位，而气无必也。

帝曰：愿闻其道也。岐伯曰：初气终三气，天气主之，胜之常也。四气尽终气，地气主之，复之常也。有胜则复，无胜则否。

帝曰：善。复已而胜何如？岐伯曰：胜至而复，无常数也。衰乃止耳。复已而胜，不复则害，此伤生也。

帝曰：复而反病何也？岐伯曰：居非其位，不相得也。大复其胜则主胜之，故反病也。所谓火燥热也。

帝曰：治之何如？岐伯曰：夫气之胜也，微者随之，甚者制之。气之复也，和者平之，暴者夺之。皆随胜气，安其屈伏，无问其数，以平为期，此其道也。

【译文】

黄帝说：胜复之气的变化，在时令上有一定的规律吗？胜复之气一定会有吗？岐伯回答说：胜复的时令有固定时间，但是胜气、复气没有规律。

黄帝说：请问是何道理？岐伯回答说：每年从初之气至三之气，由司天之气所主，是胜气常见的时候；从四之气到终之气，由在泉之气所主，是复气经常发生的时间。有胜气才有复气，没有胜气就没有复气。

黄帝说：讲得好。复气已退而又发生胜气，哪是为何呢？岐伯回答说：复气的产生是因为胜气达到了极点，固定的次数，胜气衰退后，复气自然就会终止。复气过后又生胜气，如果有胜气没复气灾害就会产生，就会伤害人的生命。

黄帝说：复气来了，反而致病，又是什么道理呢？岐伯回答说：复气所至之时，不是它时令的正位，与主时之气不相融洽。所以大复其胜，而反被主时之气所胜，因此反而致病。主要发生在火、燥、热三气为复气的时候。

黄帝说：该如何治疗呢？岐伯回答说：胜气所导致的疾病，轻微就随顺，严重就制伏；复气所导致的疾病，缓和就平调，暴烈就削弱，都要随着胜气的强弱，来安抚屈而不伸之气，不管用药次数的多少，要以气的平和为准，这是治疗的基本法则。

客主相胜时出现的疾病与治疗

【原文】

帝曰：善。客主[1]之胜复奈何？岐伯曰：客主之气，胜而无复也。

帝曰：其逆从[2]何如？岐伯曰：主胜逆，客胜从，天之道也。

帝曰：其生病何如？岐伯曰：厥阴司天，客胜则耳鸣掉眩，甚则咳；主胜则胸胁痛，舌难以言。

少阴司天，客胜则鼽嚏，颈项强，肩背瞀热，头痛少气，发热，耳聋目瞑，甚则胕肿、血溢，疮疡、咳喘；主胜则心热烦躁，甚则胁痛支满。

太阴司天，客胜则首面胕肿，呼吸气喘；主胜则胸腹满，食已而瞀。

少阳司天，客胜则丹胗外发，及为丹熛[③]疮疡，呕逆喉痹，头痛嗌肿，耳聋血溢，内为瘛疭；主胜则胸满咳仰息，甚而有血，手热。

阳明司天，清复内余[④]，则咳衄嗌塞，心鬲中热，咳不止而白血出者死。

太阳司天，客胜则胸中不利，出清涕，感寒则咳；主胜则喉嗌中鸣。

厥阴在泉，客胜则大关节不利，内为痉强拘瘛，外为不便；主胜则筋骨繇并，腰腹时痛。

少阴在泉，客胜则腰痛，尻股膝髀腨胻足病，瞀热以酸，胕肿不能久立，溲便变；主胜则厥气上行，心痛发热，鬲中，众痹皆作，发于胠胁，魄汗不藏，四逆而起。

太阴在泉，客胜则足痿下重，便溲不时，湿客下焦，发而濡泻，及为肿，隐曲之疾；主胜则寒气逆满，食饮不下，甚则为疝。

少阳在泉，客胜则腰腹痛而反恶寒，甚则下白溺白；主胜则热反上行而客于心，心痛发热，格中而呕。少阴同候。

阳明在泉，客胜则清气动下，少腹坚满而数便泻；主胜则腰重腹痛，少腹生寒，下为鹜溏，则寒厥于肠，上冲胸中，甚则喘，不能久立。

太阳在泉，寒复内余[⑤]，则腰尻痛，屈伸不利，股胫足膝中痛。

帝曰：善。治之奈何？岐伯曰：高者抑之，下者举之，有余折之，不足补之，佐以所利，和以所宜，必安其主客，适其寒温，同者逆之，异者从之。

【注释】

①客主：客气和主气。

②逆从：逆，指不和；从，指顺。

③丹熛：丹毒一类的病症。

④清复内余：因为阳明司天为金气居火位，没有客胜之名，而清气仍复

三阴三阳司天在泉客胜主胜与发病表

三阴三阳	客胜主胜	司天主症	在泉主症
厥阴	客胜	耳鸣，掉眩，甚则咳等	大关节不利，内为痉强拘瘛，外为不便等
	主胜	胸胁痛，舌难以言等	筋骨繇并，腰腹时痛等
少阴	客胜	鼽嚏，颈项强，肩背瞀热，头痛少气，发热，耳聋目瞑，甚则胕肿，血溢，疮疡，咳喘等	腰痛，尻股膝髀腨骨行足病，瞀热以酸，胕肿不能久立，溲便变等
	主胜	心热烦躁，甚则胁痛支满等	厥气上行，心痛发热，鬲中，众痹皆作，发于胠胁，魄汗不藏，四逆而起等
太阴	客胜	首面胕肿，呼吸气喘等	足痿下重，便溲不时，湿客下焦，濡泻，为肿隐曲之疾等
	主胜	胸腹满，食已而瞀等	寒气逆满，食饮不下，甚则为疝等
少阳	客胜	丹胗外发，丹熛疮疡，呕逆喉痹，头痛嗌肿，耳聋血溢，内为瘛疭等	腰腹痛而反恶寒，甚则下白溺白等
	主胜	胸满咳仰息，甚而有血、手热等	热反上行而客于心，心痛发热，格中而呕等
阳明	客胜	咳衄嗌塞，心鬲中热，咳不止等	清气动下，少腹坚满而数便泻等
	主胜		腰重腹痛，少腹生寒，下为鹜溏，寒厥于肠，上冲胸中，甚则喘，不能久立等
太阳	客胜	胸中不利，出清涕，感寒则咳等	寒复内余，腰尻痛，屈伸不利，股胫足膝中痛等
	主胜	喉嗌中鸣等	

内余。

⑤寒复内余：此处指寒凉之气侵犯人体内部。

【译文】

黄帝说：讲得好。客气与主气之间的胜复关系是怎样的？岐伯回答说：客气与主气二者之间，只有胜没有复。

黄帝说：其逆与顺怎样区别？岐伯回答说：主气胜是逆，客气胜是顺，这是自然规律。

黄帝说：我已经知道治寒病用热药，治热病用寒药，主客之气相顺就逆其胜气治疗，主客之气相逆就从其不胜之气治疗，但怎样运用药物的性味与五脏、五气的关系来治病呢？岐伯回答说：厥阴司天，客气胜就会发生耳鸣、头晕目眩、肢体颤动，甚至咳嗽；主气胜就会发生胸胁疼痛、舌僵难以言语。

少阴司天，客气胜就会发生鼻塞、打喷嚏、颈项僵硬不舒服、肩背部闷热、头痛、气少、发热、耳聋、眼睛视物不清，甚至浮肿、出血、疮疡、咳嗽、喘气；主气胜就会发生心热、烦躁，甚至胁肋疼痛、支撑胀满。

太阴司天，客气胜就会发生头面部浮肿、呼吸气喘；主气胜就会发生胸腹部胀满、食后心绪纷乱。

少阳司天，客气胜则肌肤会出现红疹，进一步形成丹毒，还会有疮疡、呕逆、喉痹、头痛、咽喉肿、耳聋、吐血、衄血，甚至发生手足抽搐；主气胜就会发生胸部胀满、咳嗽、仰面呼吸，甚至咳嗽、吐血、手热。

阳明司天，内有复盛而有余的清气，于是就出现咳嗽、衄血、咽喉阻塞、心与膈中发热、咳嗽不止，如果面色苍白、出血，大多数是死证。

太阳司天，客气胜，就会发生胸中滞塞不畅、流清鼻涕，受寒邪就会咳嗽；主气胜就会发生咽喉中鸣响。

厥阴在泉，客气胜，就会发生大关节屈伸不利，筋脉僵硬拘急抽搐，外在表现是行动不便；主气胜就会发生筋骨摇动挛急，腰和腹部出现经常性疼痛。

少阴在泉，客气胜，腰、尻、股、膝、髋、小腿肚、小腿骨、足等处都会发生病变，闷热酸痛、浮肿、不能持久站立、大小便出现异常变化；主气胜就会发生气逆而上行、心痛、发热、膈中阻滞不通、各种痹病、病发于胁肋部、出汗不止、四肢逆冷。

太阴在泉，客气胜就会发生双脚痿弱沉重、经常大小便，湿邪在下焦停留，出现水泻、浮肿，房事不利；主气胜就会发生下部寒气上逆、腹部胀满、饮食吞咽不下，甚至产生疝气。

少阳在泉，客气胜就会发生腰和腹部疼痛、恶寒，严重时大小便呈白色；主气胜就会发生上行的热气在心中停留，心中疼痛、发热、中焦阻塞而产生呕吐。其他各种症候与少阴在泉所致者相同。

阳明在泉，客气胜，清冷之气在下部扰动，小腹部坚硬胀满、经常腹泻；主气胜就会发生腰部沉重、腹中疼痛、小腹部产生寒凉之气、大便稀溏，寒气上逆到肠，再向上冲到胸，严重时会气喘，不能持久站立。

太阳在泉，在内寒气有余，就会发生腰和尻部疼痛，腰部屈伸不利，股、胫、足、膝疼痛。

黄帝说：讲得好！该怎样治疗？岐伯回答说：气上逆，抑制其上冲；气下陷，举之使其上升。气有余，使它减弱；气不足，给予补益。然后佐以对其有利的药物，用适宜的药物调和，使主气、客气安和，调适寒温。主客之气相同，逆其胜气治疗；主客之气不同，就从其不胜之气治疗。

用药性与五脏、五气的关系来治病

【原文】

帝曰：治寒以热，治热以寒，气相得者逆之，不相得者从之，余以知之矣。其于正味何如？岐伯曰：木位之主，其泻以酸，其补以辛。火位之主，其泻以甘，其补以咸。土位之主，其泻以苦，其补以甘。金位之主，其泻以辛，其补以酸。水位之主，其泻以咸，其补以苦。厥阴之客，以辛补之，以酸泻之，以甘缓之。少阴之客，以咸补之，以甘泻之，以咸收之；太阴之客，以甘补之，以苦泻之，以甘缓之。少阳之客，以咸补之。以甘泻之，以咸耎之；阳明之客，以酸补之，以辛泻之，以苦泄之。太阳之客，以苦补之，以咸泻之，以苦坚之，以辛润之。开发腠理，致津液通气也。

【译文】

黄帝说：治寒性病用热性药，治热性病用寒性药，主客之气相同的用逆治，相反的用从治，我已经知道了。然而对于五行补泄的正味来说又是怎样的呢？岐伯回答说：厥阴风木主气之时，泻用酸味药，补用辛味药；少阴君火与少阳相火主气之时，泻用甘味药，补用咸味药；太阴湿土主气之时，泻用苦味药，补用甘味药；阳明燥金主气之时，泻用辛味药，补用酸味药；太阳寒水主气之时，泻用咸味药，补用苦味药；厥阴客气为病，补用辛味药，泻用酸味药，缓用甘味药；少阴客气为病，补用咸味药，泻用甘味药，收用咸味药；太阴客气为病，补用甘味药，泻用苦味药，缓用甘味药；少阳客气为病，补用咸味药，泻用甘味药，软坚用咸味药；阳明客气为病，补用酸味药，泻用辛味药，泄用苦味药；太阳客气为病，补用苦味药，泻用咸味药，坚用苦味药，润用辛味药。这些方法，都是为了疏通肌肤的腠理，布散津液，宣通气血。

三阴三阳划分的依据与治病准则

【原文】

帝曰：善。愿闻阴阳之三也何谓？岐伯曰：气有多少，异用也。

帝曰：阳明何谓也？岐伯曰：两阳合明也。

帝曰：厥阴何也？岐伯曰：两阴交尽也。

【译文】

黄帝说：讲得好。听说阴阳各分为三，这是什么道理？岐伯回答说：因为阴阳之气有多有少，三阴三阳的作用也各不相同的缘故。

黄帝说：何以称为阳明？岐伯回答说：阳明在少阳和太阳之间，两阳相合而明，故称阳明。

黄帝说：何以称为厥阴？岐伯回答说：厥阴是少阴和太阴两阴相交的开始，承接三阳之结束。

【原文】

帝曰：气有多少，病有盛衰，治有缓急，方有大小，愿闻其约[①]奈何？岐伯曰：气有高下，病有远近，证[②]有中外，治有轻重，适其至所为故也。《大要》曰：君一臣二，奇之制也；君二臣四，偶之制也；君二臣三，奇之制也；君二臣六，偶之制也。

故曰：近者奇之，远者偶之；汗者不以奇，下者不以偶；补上治上制以缓，补下治下制以急；急则气味厚，缓则气味薄，适其至所，此之谓也。

病所远而中道气味之者，食而过之，无越其制度也。是故平气[③]之道，近而奇偶，制小其服也。远而奇偶，制大其服也。大则数少，小则数多。多则九之，少则二之。奇之不去则偶之，是谓重方。偶之不去，则反佐以取之，所谓寒热温凉，反从其病也。

帝曰：善。病生于本[④]，余知之矣。生于标者，治之奈何？

岐伯曰：病反其本，得标之病，治反其本，得标之方。

【注释】

①约：指规矩。

②证：通症。

③平气：使气平。

④本：指风、热、湿、火、燥、寒六气。

【译文】

黄帝说：气有多少，病有盛衰，因之治疗有缓急，方剂有大有小，请问其中的一般规律怎样？

岐伯回答说：病气有高下之别，病位有远近之分，症状有内外之异，治法有轻重的不同，总之要以药气适达病所为准则。《大要》上说，奇方之制是君药一味，臣药两味；偶方之制是君药两味，臣药四味。奇方之制是君药两味，臣药三味；偶方之制是君药两味，臣药六味。

因此在治疗时，病位近的用奇方，病位远的用偶方，发汗不用奇方，攻下不用偶方，补和治疗上部用缓方，补和治疗下部用急方。急方的药物气、味都厚，缓方的药物气、味均薄，制方用药要恰到病变部位为准，就是指此而言。

病位太远，服药后药力就不能达到病位，应考虑在食前或食后用药，不能违反这个规定。正是因为这样，所以平调病气的原则是病位近，无论用奇方或偶方，制方服量都应该小；病位远，无论用奇方或偶方，制方服量都应该大。方大则药味少而药量重，方小则药味多而药量轻。多就是九味药，少就是两味药。如果用奇方不能治愈就用偶方，这是重方；如果用偶方疾病还不能治愈，就用反佐用药法去治疗，也就是反用寒、热、温、凉性质的药物进行治疗。

黄帝说：讲得好。病生于风热湿火燥寒的，我已经知道了。那生于三阴三阳之标的又怎样治疗呢？岐伯回答说：懂得病生于本，反过来就会明白病生于标，治疗病生于本的方法，反过来就是治疗病生于标的方法。

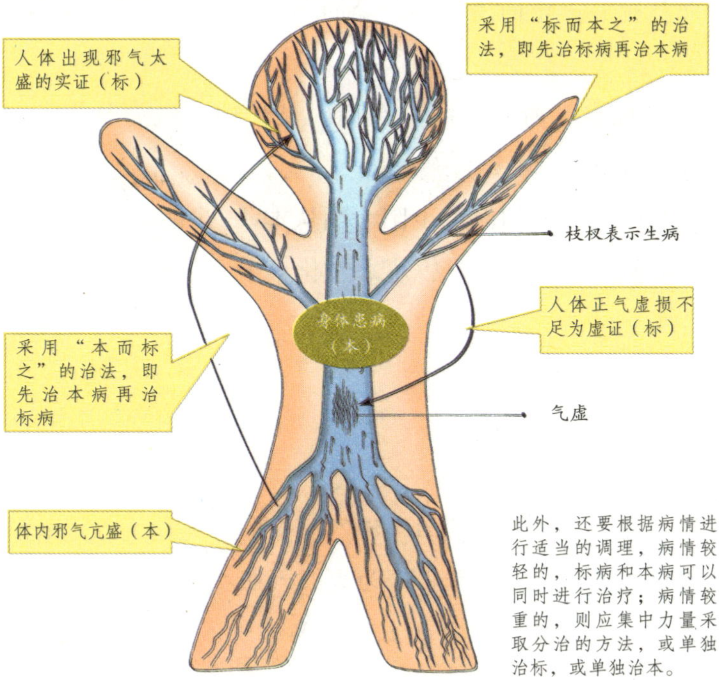

六气的变化对发病和治病的影响

【原文】

帝曰：善。六气之胜，何以候之？岐伯曰：乘其至也，清气大来，燥之胜也，风木受邪，肝病生焉。热气大来，火之胜也，金燥受邪，肺病生焉。寒气大来，水之胜也，火热受邪，心病生焉。湿气大来，土之胜也，寒水受邪，肾病生焉。风气大来，木之胜也，土湿受邪，脾病生焉。所谓感邪而生病也。乘年之虚①，则邪甚也。失时之和，亦邪甚也。遇月之空，亦邪甚也。重感于邪，则病危矣。有胜之气，其必来复也。

帝曰：其脉至何如？岐伯曰：厥阴之至其脉弦，少阴之至其脉钩，太阴之至其脉沉，少阳之至大而浮，阳明之至短而涩，太阳之至大而长。至而和则平，至而甚则病，至而反者病，至而不至者病，未至而至者病，阴阳易者危。

帝曰：六气标本，所从不同，奈何？岐伯曰：气有从本者，有从标本者，有不从标本者也。

帝曰：愿卒闻之。岐伯曰：少阳太阴从本[②]，少阴太阳从本从标[③]，阳明厥阴[④]，不从标本，从乎中也。故从本者化生于本，从标本者有标本之化，从中者以中气为化也。

【注释】

①年之虚：指主岁之气不及的年份。

②少阳太阴从本：因为少阳之本为火，太阴之本为湿，表现从本化。

③少阴太阳从本从标：少阴之本热，其标阴；太阳之本寒，其标阳，表现为既从本又从标。

④阳明厥阴，不从标本从乎中：阳明之中太阴，厥阴之中少阳，本标与中不同。

【译文】

黄帝说：讲得好。怎样去观察六气的偏胜呢？岐伯回答说：当乘六气到来的时候进行观察。清气流行，为燥金之气偏胜，风木受邪，就会发生肝病；热气流行，为火热之气偏胜，燥金受邪，就会发生肺病；寒气流行，为寒水之气偏胜，火热受邪，就会发生心病；湿气流行，为湿土之气偏胜，寒水受邪，就会发生肾病；风气流行，为风木之气偏胜，土气受邪，就会发生脾病。这就是五脏感受胜气之邪而生病的。如果遇上岁运不及之年，邪气就更加严重。如果岁气和四时之气不和，邪气就会很严重；如果遇上月亏之时，邪气也会更加严重；如果再受邪气，病情就会危重。凡是有了胜气，就一定会产生复气。

黄帝说：六气到来时的脉象是怎样的呢？岐伯回答说：厥阴之气到来，其脉为弦；少阴之气到来，其脉为钩；太阴之气到来，其脉为沉；少阳之气到来，其脉为大而浮；阳明之气到来，其脉为短而涩；太阳之气到来，其脉为大而长。六气到来，脉象和缓，是无病的平脉；六气到来，脉象过盛，就是有病的表现；六气到来，出现相反的脉象，也是有病的表现；六气到来，相应的脉象不显，也是有病的表现；六气未到，而相应的脉象提前出现，也是有病的表现；三阴主时见阳脉、三阳主时见阴脉，阴阳交错，是病情危重的表现。

黄帝说：六气各有标本，变化所从不同，是怎样的呢？岐伯回答说：六气有从本化的，有从标化的，有不从标本的。

黄帝说：我希望听您详细地讲讲。岐伯回答说：少阳之本为火、太阴之本为湿，其表现从本化；少阴之本为热、太阳之本为寒，其标为阳，其表现既从本又从标；阴明之本为燥、厥阴之本为风，其表现不从于标本，而从于中气。因此，从本的，是因为疾病化生于本气；既从标又从本是因为疾病或化生于标气，或化生于本气；从中气的，是因为疾病化生于中气。

【原文】

帝曰：脉从而病反者，其诊何如？岐伯曰：脉至而从，按之不鼓，诸阳皆然。

帝曰：诸阴之反，其脉何如？岐伯曰：脉至而从，按之鼓甚而盛也。

是故百病之起，有生于本者，有生于标者，有生于中气者，有取本而得者，有取标而得者，有取中气而得者，有取标本而得者，有逆取而得者，有从取而得者。逆，正顺也。若顺，逆也。

故曰：知标与本，用之不殆，明知逆顺，正行无问。此之谓也。不知是者，不足以言诊，足以乱经。故《大要》曰：粗工嘻嘻，以为可知，言热未已，寒病复始，同气异形，迷诊乱经。此之谓也。

夫标本之道，要而博，小而大，可以言一而知百病之害，言标与本，易而勿损，察本与标，气可令调，明知胜复，为万民式，天之道毕矣。

【译文】

黄帝说：脉与病看似相同而实际相反的，怎样去诊察呢？岐伯回答说：如患者表现出发热等阳性症状，脉也为阳脉的，是脉与病情相顺，但脉按后不鼓指，搏动无力的，这并不是真正的阳证，所有类似阳证的病都是这样。

黄帝说：凡是阴证而相反的，其脉象怎样呢？岐伯回答说：脉至与症相从，但按之却鼓指强盛有力，这就不是正阴病。

由此可见，各种疾病的发生，有生于本的，有生于标的，有生于中气的；治疗时有治其本而得愈的，有治其标而得愈的，有治其中气而得愈的，有既治其本又治标而得愈的，有逆治而得愈的，有从治而得愈的。所谓逆其病气而治，其实是顺治；所谓顺其病气而治，其实是逆治。

所以说：知道了标与本的理论，用于临床就不会有困难；明白了逆与顺的治法，就可以正确地进行处理而不产生疑问。就是这个意思。不知道这些理论，不足以谈论诊断，却足以扰乱经旨。故《大要》说：技术粗浅的医生，沾沾自喜，以为什么病都能知道了，结果他认为是热证，言语未了，而寒病又开始显露出来了。他不明白受同一种病邪会出现不同的病症，于是胡乱诊断，说的就是这个意思。

标与本的道理，简要而广博，从小可以见大，通过一点就能知道许多疾病的危害。掌握了标本之道，就容易正确地治疗疾病而不会使病人受到伤害，考察本和标，就能使气机调达，明确胜气和复气，就能成为许多医者的榜样，这样对于自然变化规律就彻底地清楚了。

胜气和复气的变化规律

【原文】

帝曰：胜复之变，早晏[①]何如？岐伯曰：夫所胜者，胜至已病，病已愠愠[2]，而复已萌也。夫所复者，胜尽而起，得位而甚，胜有微甚，复有少多，胜和而和，胜虚而虚，天之常也。

帝曰：胜复之作，动不当位，或后时而至，其故何也？岐伯曰：夫气之生，与其化衰盛异也。寒暑温凉盛衰之用，其在四维。故阳之动，始于温，盛于暑；阴之动，始于清，盛于寒。春夏秋冬，各差其分。故《大要》曰：彼春之暖，为夏之暑，彼秋之忿，为冬之怒，谨按四维，斥候皆归，其终可见，其始可知。此之谓也。

帝曰：差有数乎？岐伯曰：又凡三十度也。

帝曰：其脉应皆何如？岐伯曰：差同正法，待时而去也。《脉要》曰：春不沉，夏不弦，冬不涩，秋不数，是谓四塞。沉甚曰病，弦甚曰病，涩甚曰病，数甚曰病，参见曰病，复见曰病，未去而去曰病，去而不去曰病，反者死。故曰：气之相守司也，如权衡之不得相失也。夫阴阳之气，清净则生化治，动则苛疾起，此之谓也。

【注释】

①早晏：早晚之意。

②愠愠：愠通“蕴”，积聚之义。

【译文】

黄帝说：胜气复气的变化发生有早有晚，这是怎样的呢？岐伯回答说：所说的胜气，就是胜气来时，疾病已经发生，病气蕴蓄时，复气已经开始萌芽；所说的复气，是胜气达到极点时复气立即发生作用，复气得其应时之位时加重。胜气有轻、有重，复气有多、有少，胜气平和，复气也平和，胜气虚，复气也虚，这是自然变化的一般规律。

黄帝说：胜复之气的发作，萌动之时不当其时位，有时在其时位之后发生，这是什么缘故？岐伯回答说：因为气的发生和变化有盛和衰的不同。寒暑温凉盛衰的作用，表现在辰戌丑未四时中。故阳气的发动，始于温而盛于暑；阴气的发动，始于凉而盛于寒。春夏秋冬四季之间，有一定的时差。故《大要》说：春天的温暖，发展为夏天的暑热，秋天的肃杀，发展为冬天的凛冽。谨慎体察四时气候的变化，考察气候的回归，如此可以见到气的结束，也可以知道气的开始。说的就是这个意思。

黄帝说：四时气候的变迁差分有规律吗？岐伯回答说：大约在三十天左右。

黄帝说：其在脉象上的反应是怎样的呢？岐伯回答说：脉象的变化与四时气候的变迁差别相同，随气候的变化而变化。《脉要》说：春脉无沉象，夏脉无弦象，冬脉无涩象，秋脉无数象，是四时生气闭塞。沉而太过的是病脉，弦而太过的是病脉，涩而太过的是病脉，数而太过的是病脉，参差而见的是病脉，去而复见的是病脉，气未去而脉先去的是病脉，气去而脉不去的是病脉，脉与气相反的是死脉。所以说脉象与气候息息相应，像秤杆与秤砣的关系一样，不能失去平衡。自然界的阴阳之气，和调清静，则万物生化就正常，扰动则疾病会发生。说的就是这个道理。

胜气和复气的变化规律

胜气和复气是中医学中一对重要的概念，是自然变化的重要规律。明确了胜气和复气，就对致病的自然因素有了把握。

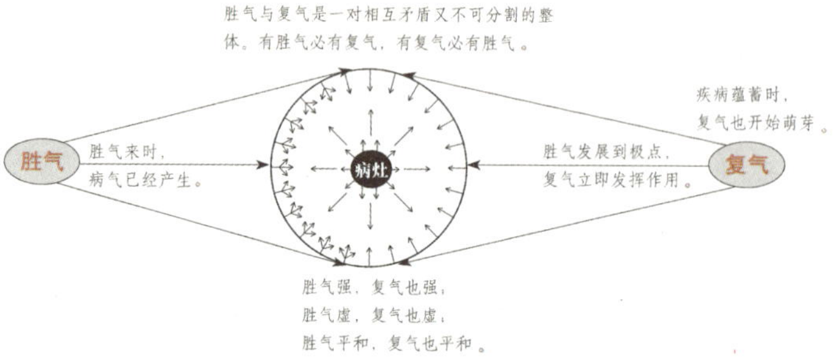

【原文】

帝曰：幽明何如？岐伯曰：两阴[1]交尽故曰幽，两阳[2]合明故曰明。幽明之配，寒暑之异也。

帝曰：分至[3]何如？岐伯曰：气至之谓至，气分之谓分，至则气同，分则气异，所谓天地之正纪也。

【注释】

①两阴：指太阴和少阴。

②两阳：指太阳和少阳。

③分至：指春分与秋分，夏至与冬至。

【译文】

黄帝说：幽和明是什么意思？岐伯回答说：太阴、少阴两阴交尽，叫作幽；太阳、少阳两阳和明，叫作明。幽和明配合阴阳，就有寒暑的不同。

黄帝说：分和至是什么意思？岐伯回答说：气来叫作至，气分叫作分；气至之时其气相同，气分之时其气有异。所以春分、秋分的二分和夏至、冬至的二至，是天地正常气化纪时的基本规律。

六气变化对补泻的影响

【原文】

帝曰：夫子言春秋气始于前，冬夏气始于后，余已知之矣。然六气往复，主岁不常也，其补泻奈何？岐伯曰：上下所主，随其攸利[①]，正其味，则其要也，左右同法。《大要》曰：少阳之主，先甘后咸；阳明之主，先辛后酸；太阳之主，先咸后苦；厥阴之主，先酸后辛；少阴之主，先甘后咸；太阴之主，先苦后甘。佐以所利，资以所生，是谓得气。

帝曰：善。夫百病之生也，皆生于风寒暑湿燥火，以之化之变也。经言盛者泻之，虚则补之，余赐以方士，而方士用之，尚未能十全，余欲令要道必行，桴鼓相应，犹拔刺雪污，工巧神圣，可得闻乎？岐伯曰：审察病机，无失气宜，此之谓也。

【注释】

①攸利：攸，所。所宜的意思。

【译文】

黄帝说：先生所说的春天、秋天之气开始于立春、立秋在前，冬天、夏天之气开始于立冬、立夏之后，我已知道了。然而六气循环运动，岁主之气经常变化，如何进行补泻治疗呢？岐伯回答说：根据司天、在泉之气所主之时，随其所宜，正确选用药味，是治疗上的关键。左右间气的治法与此相

节气的划分

六气循环变化，出现了寒暑交替，有了一年四季的划分。根据六气变化程度又有了24节气的划分。气至时气相同，气分时气不同，这是自然界四时之气变化的基本规律。

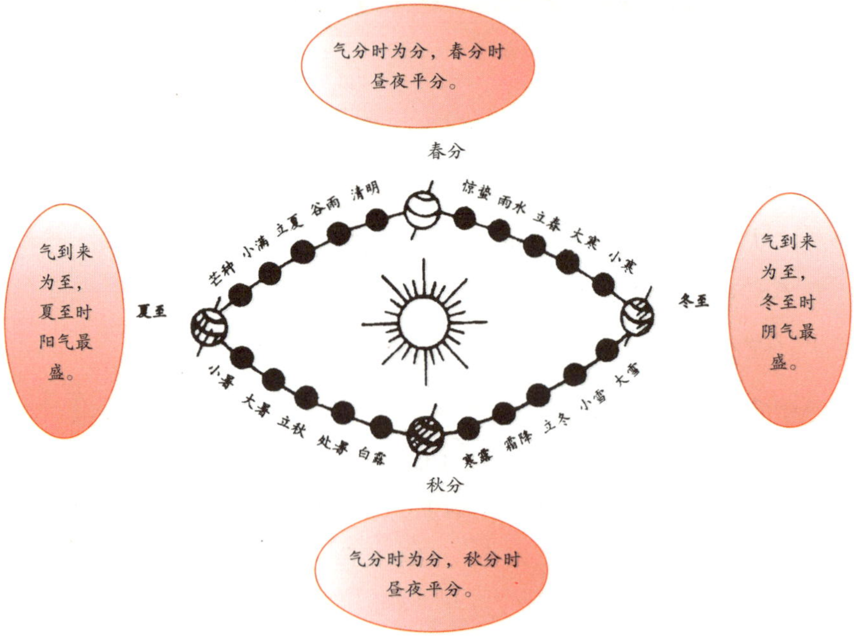

同。《大要》说：少阳相火主时，先用甘味药，后用咸味药；阳明燥金主时，先用辛味药，后用酸味药；太阳寒水主时，先用咸味药，后用苦味药；厥阴风木主时，先用酸味药，后用辛味药；少阴君火主时，先用甘味药，后用咸味药；太阴湿土主时，先用苦味药，后用甘味药。佐以对调和六气有利的药物，资助被抑之气的生化之源，就掌握了治疗致病的规律。

黄帝说：讲得对！许多疾病的发生，都由风、寒、暑、湿、燥、火六气引起。医经上说：实证用泻法治疗，虚证用补法治疗，我把它告诉了医生，但是医生们运用了它，还不能收到十全的效果。我想使这些重要理论广泛流传并加以运用，收到桴鼓相应的效果，像拔出芒刺、洗除污垢一样容易，使一般医者熟能生巧，得心应手，这些内容您能讲给我听吗？岐伯回答说：要仔细地审察发病机制，不要违背气化规律，这样做就可以了。

六气致病的机理

【原文】

帝曰：愿闻病机何如？岐伯曰：诸风掉眩[①]，皆属于肝。诸寒收引[②]，皆属于肾。诸气膹郁[③]，皆属于肺。诸湿肿满，皆属于脾。诸热瞀瘛[④]，皆属于火。诸痛痒疮，皆属于心。诸厥固泄[⑤]，皆属于下。诸痿喘呕，皆属于上。诸禁鼓慄[⑥]，如丧神守[⑦]，皆属于火。诸痉项强，皆属于湿。诸逆冲上，皆属于火。诸胀腹大，皆属于热。诸躁狂越，皆属于火。诸暴强直[⑧]，皆属于风。诸病有声，鼓之如鼓[⑨]，皆属于热。诸病胕肿[⑩]疼酸惊骇，皆属于火。诸转反戾[⑪]，水液浑浊，皆属于热。诸病水液，澄彻清冷，皆属于寒。诸呕吐酸，暴注下迫，皆属于热。

故《大要》曰：谨守病机，各司其属，有者求之，无者求之，盛者责之，虚者责之，必先五胜，疏其血气，令其调达，而致和平。此之谓也。

【注释】

①掉眩：掉，摇晃。眩晕旋转之意。

②收引：指筋脉痉挛的样子。

③膹溃郁：膹，气逆、喘急；郁，闷。

④瞀瘛：瞀，昏闷；瘛，抽搐。

⑤厥固泄：厥，在病症中指昏厥和肢厥；固，二便不通；泄，二便泻痢。

⑥禁鼓栗：禁，通“噤”，指口噤不开；鼓栗，是战栗的样子。

⑦如丧神守：指寒颤等一些躯体动作不能控制，有如神明不能主持。

⑧暴强直：暴，是突然之意。指突然发生的全身筋脉挛急。

⑨鼓之如鼓：前“鼓”，是叩击之意。叩击腹部如打鼓一样。

⑩胕肿：指皮肉肿胀溃烂。

⑪转反戾：转，扭转；反，反张；戾，身体屈曲。由于筋脉扭曲，使肢体出现扭曲、反张等状态，与抽搐不同。

【译文】

黄帝说：请问疾病发生和发展变化机理是怎样的？岐伯回答说：各种因风气所致的振摇眩晕，都属于肝脏。各种因寒气所致的收引拘急，都属于肾脏。各种因气郁所致的喘急胸闷，都属于肺脏。各种因湿气所致的浮肿胀满，都属于脾脏。各种发热、神志昏乱、肢体抽搐的，都属于少阳相火。各种疼痛、瘙痒、疮疡的病症，都属于心脏。各种厥逆、二便不通或失禁的病症，都属于下焦。各种痿症、喘逆、呕吐的病症，都属于上焦。各种口噤不开、鼓颔战抖、神志不安的病症，都属于少阳相火。各种痉病、颈项强急的病症，都属于太阴湿土。各种气逆上冲的病症，都属于少阳相火。各种胀满腹大的病症，都属于少阴君火。各种躁动不安、发狂越常的病症，都属于少阳相火。各种突发强直的病症，都属于厥阴风木。各种因病有声、叩之如鼓的病症，都属于少阴君火。各种浮肿、疼痛酸楚、惊骇不宁的病症，都属于少阳相火。各种转筋反折，患者排出的水液浑浊不清的病症，都属于少阴君火。各种排泄出水液澄明清冷的病症，都属于太阳寒水。各种呕吐酸水，急剧下利的病症，都属于少阴君火。

所以《大要》说：谨慎地掌握病机，分别观察其所属关系，有邪、无邪均必须加以推求，实证、虚证都要详细研究，首先分析五气中何气所胜，然后疏通其血气，使之调达舒畅，而归于和平，说的就是这个道理。

药物的阴阳和配方原则

【原文】

帝曰：善。五味阴阳之用何如？岐伯曰：辛甘发散为阳，酸苦涌泄为阴，咸味涌泄为阴，淡味渗泄为阳。六者或收或散，或缓或急，或燥或润，或耎或坚，以所利而行之，调其气使其平也。

帝曰：非调气而得者，治之奈何？有毒无毒，何先何后？愿闻其道。岐伯曰：有毒无毒，所治为主，适大小为制也。

帝曰：请言其制。岐伯曰：君一臣二，制之小也；君一臣三佐五，制之中也；君一臣三佐九，制之大也。

寒者热之，热者寒之①，微者逆之，甚者从之②，坚者削之，客者除之，劳者温之，结者散之，留者攻之，燥者濡之，急者缓之，散者收之，损者温之，逸者行之，惊者平之，上之下之，摩之浴之，薄之劫之，开之发之，适事为故③。

【注释】

①寒者热之，热者寒之：这是一般正治的方法，即用温热的药治疗寒证，用寒凉的药物治疗热证。

②微者逆之，甚者从之：微和甚，指病势而言。病情清浅，单纯没有假象，治疗药物性质要与疾病外在表现相反，如表现为热，就用寒药，这种方法就是“逆之”；病情很重的往往表现出与疾病性质本身相反的假象，治疗时药物的属性可能与疾病外在表现的偏性一致，例如大寒表现的发热，还要用温药治疗，这就是“从之”。

③适事为故：适，根据。即实事求是。

【译文】

黄帝说：讲得对。药物五味有阴阳之分，它们的作用是怎样的？岐伯回答说：辛味、甘味药物，具有发散作用，属阳；酸味、苦味药物，具有催吐和泻下作用，属阴；咸味药物，也具有催吐和泻下作用，属阴；淡味药物，具有渗湿、发泄作用，属阳。辛甘酸苦咸淡六种性味，有的收敛，有的发散，有的缓和，有的急燥，有的干燥，有的润泽，有的柔软，有的坚实。要根据病情之所宜选择应用，以调理气机，使阴阳归于平衡。

黄帝说：有的病不是用调气之法所能治愈的，应该怎样治疗？有毒无毒之药，哪种先用，哪种后用？我想知道它的方法。岐伯回答说：有毒无毒药物的使用，要以适应所治病症的需要为原则，根据病情的轻重制定方剂大小。

黄帝说：请您讲讲制方原则。岐伯回答说：君药一味，臣药二味，是小方的组成法；君药一味，臣药三味，佐药五味，是中等方的组成法；君药一味，臣药三味，佐药九味，是大方的组成法。

寒病用热性药治疗，热病用寒性药治疗，病轻的逆其病气而治，病重的从其病气而治，病症坚实的用削减法，有客邪的用祛除法，因劳所致的用温补法，气血郁结的用行气散结法，邪气滞留的用攻逐法，干燥的用滋润法，病症急迫的用缓和法，精气耗散的用收敛法，精气虚损的用温补法，气血运行不畅的用行气活血法，惊悸不安的用镇静法。总之，或用升举，或用降逆，或用按摩，或用浴洗，或用迫邪外出，或用开泄，或用发散，总之要以适合病情为准则。

逆治、从治、反治

【原文】

帝曰：何谓逆从？岐伯曰：逆者正治，从者反治，从少从多，观其事也。

帝曰：反治何谓？岐伯曰：热因寒用，寒因热用[①]，塞因塞用，通因通用[②]，必伏其所主，而先其所因，其始则同，其终则异，可使破积，可使溃坚，可使气和，可使必已。

帝曰：善。气调而得者何如？岐伯曰：逆之从之，逆而从之，从而逆之，疏气令调，则其道也。

帝曰：善。病之中外何如？岐伯曰：从内之外者，调其内；从外之内者，治其外；从内之外而盛于外者，先调其内而后治其外；从外之内而盛于内者，先治其外而后调其内；中外不相及，则治主病。

帝曰：善。火热复，恶寒发热，有如疟状，或一日发，或间数日发，其故何也？岐伯曰：胜复之气，会遇之时，有多少也。阴气多而阳气少，则其发日远[③]；阳气多而阴气少，则其发日近。此胜复相薄，盛衰之节，疟亦同法。

帝曰：论言治寒以热，治热以寒，而方士不能废绳墨而更其道也。有病热者寒之而热，有病寒者热之而寒，二者皆在，新病复起，奈何治？岐伯曰：诸寒之而热者取之阴，热之而寒者取之阳，所谓求其属[④]也。

帝曰：善。服寒而反热，服热而反寒，其故何也？岐伯曰：治其王气[⑤]，是以反也。

帝曰：不治王而然者何也？岐伯曰：悉乎哉问也！不治五味属也。夫五味入胃，各归所喜，故酸先入肝，苦先入心，甘先入脾，辛先入肺，咸先入肾，久而增气，物化之常也。气增而久，夭之由也。

【注释】

①热因寒用，寒因热用：反治法的法则。指用热药治疗真寒假热证，用寒药治疗真热假寒证。

②塞因塞用，通因通用：前“塞”，是阻塞不通的意思，后“塞”，是治病的补益法；前“通”，指实邪在内的泻痢症，后“通”，是治疗方法的下法。指用补益的方法治疗虚性闭塞不通的病症，用通利的方法治疗实性通利的病症。

③日远：这里指间隔的时间比较长。

④属：归属，指病机。

⑤王气：王，同旺。此指五脏之旺气。

【译文】

黄帝说：什么叫逆从？岐伯回答说：逆就是正治法，从就是反治法。药物用量多少，要根据病情而定。

黄帝说：什么叫反治？岐伯回答说：反治是指用热药治疗某些发热的症状，用寒药治疗某些发寒的症状，用补药治疗某些表现有壅塞症状的疾病，用通下的药物治疗某些表现有泻下症状的疾病。要治疗疾病的本质，就必须先找出致病的原因。在运用反治法时，开始药物性质似乎与疾病的某些症状相同，但最终是药物性质与疾病的性质不同。可以用此来攻破积滞，消溃坚积，调和血气，达到治愈疾病的目的。

黄帝说：讲得好。调畅气机而病得痊愈的是怎样的呢？岐伯回答说：有逆治法，有从治法，有气逆而从治，有气从而逆治，疏通气机，使其调和，这就是调气的法则。

黄帝说：讲得好。病发于表里内外如何治疗？岐伯回答说：从内脏影响到体表的，先治其内脏病；从体表影响到内脏的，先治其体表病；病从内生，影响到外部而偏重于外部的先调治内脏病，后治其体表病；病从外生，影响到内部而偏重于内部的，先调治它的外部，后治其内部。内脏与体表没有相互影响的，就治其发病部位所主之病。

黄帝说：讲得好。火热之病，反复恶寒发热，有如疟疾之状，或一天一发，或间隔数天一发，这是什么缘故？岐伯回答说：因为胜复之气相遇的时候，阴阳之气有多有少的关系。阴气多而阳气少，则发作的间隔时日就长；阳气多而阴气少，则发作的间隔时日就短。这是胜气与复气的相互搏斗，也是寒热盛衰的关键。疟疾的原理也是这样。

黄帝说：医论上说，治寒证当用热性药，治热证当用寒性药，医生是不能违背这些准则而改变其规律的。但是有些热病，服寒性药后更热；有些寒病，服热性药后更寒。不但原有的寒与热仍旧存在，而且更有新病增加，这应该怎样治疗呢？岐伯回答说：凡是用寒性药而反热的，应该滋其阴，用热性药而反寒的，应该补其阳，这是根据疾病阴阳属性而治疗的原则。

黄帝说：讲得好。服寒性药反而出现热象，服热性药反而出现寒象，是什么原因呢？岐伯回答说：仅治疗表面亢盛之气，而忽略了虚弱之根本，所以有相反的结果。

黄帝说：有的并非由于治疗亢盛之气所造成的，是什么道理？岐伯回答说：您问得真详尽啊！没有治疗亢盛之气这种情况，那就是由于不知道五味所属的关系。大凡五味入胃后，各归入所喜的脏器。所以酸味先入肝，苦味先入心，甘味先入脾，辛味先入肺，咸味先入肾。五味的进入达到一定程度，就会增强脏气，这是五味化生的一般规律。但是如果过久地偏好某一味，就会使脏气偏胜，成为致病原因。

君药、臣药、使药

【原文】

帝曰：善。方制君臣何谓也？岐伯曰：主病之谓君，佐君之谓臣，应臣之谓使，非上下三品之谓也。

帝曰：三品[①]何谓？岐伯曰：所以明善恶之殊贯[②]也。

帝曰：善。病之中外[③]何如？岐伯曰：调气之方，必别阴阳，定其中外，各守其乡，内者内治，外者外治，微者调之，其次平之，盛者夺之，汗之下之，寒热温凉，衰之以属，随其攸利，谨道如法，万举万全，气血正平，长有天命。帝曰：善。

【注释】

①三品：指君、臣、使。

②善恶之殊贯：这里指药物的有毒无毒之分。

③病之中外：此处指体内、体外之疾病。

【译文】

黄帝说：讲得好。制方的君臣，是什么意思？岐伯回答说：主治疾病的药物叫君药，辅助君药的叫臣药，与臣药相应的叫使药，并不是指上、中、下三品的意思。

黄帝说：三品是什么意思？岐伯回答说：三品是用来说明药物有毒无毒的分类法。

黄帝说：讲得很好！那怎样治疗疾病的内外证呢？岐伯回答说：调和气血的方法，必须分辨阴阳属性，确定内外病位，根据病之所在，在内的治内，在外的治外。病情轻微的，进行调理，稍重的则平治，较严重的则用攻法。在表的用汗法治疗，在里的用下法治疗。根据疾病寒、热、温、凉偏胜的不同，应用不同属性的药物治疗。总之，要选用对疾病有利的治疗方法。谨慎遵循上述治疗方法，就会万治万全，从而使人血气平和，寿命长久。黄帝说：讲得好极了。